肺细胞与组织病理学图谱

Atlas of Pulmonary Cytopathology with Histopathologic Correlations

肺细胞与组织病理学图谱

Atlas of Pulmonary Cytopathology with Histopathologic Correlations

原　著　Christopher J. VandenBussche
　　　　Syed Z. Ali
　　　　Morgan L. Cowan
　　　　Paul E. Wakely, Jr.
　　　　Joyce E. Johnson

主　译　陆霓虹　郭述良　杜映荣

北京大学医学出版社

FEIXIBAO YU ZUZHIBINGLIXUE TUPU

图书在版编目（CIP）数据

肺细胞与组织病理学图谱 /（美）克里斯托弗·范登巴斯基等原著；陆霓虹，郭述良，杜映荣主译 .
—北京：北京大学医学出版社，2022.8
书名原文：Atlas of Pulmonary Cytopathology with Histopathologic Correlations
ISBN 978-7-5659-2668-6

Ⅰ. ①肺…　Ⅱ. ①克…②陆…③郭…④杜…　Ⅲ. ①肺疾病 – 细胞学 – 病理学 – 图谱　Ⅳ. ① R563.02-64

中国版本图书馆 CIP 数据核字（2022）第 108630 号

北京市版权局著作权合同登记号：图字：01-2021-6956

The original English language work：
Atlas of Pulmonary Cytopathology with Histopathologic Correlation
ISBN：9781936287161
by Christopher J. VandenBussche MD，PhD，Syed Z. Ali MD，FRCPath，FIAC，Morgan L. Cowan MD，Paul E. Wakely，Jr. MD，
and Joyce E. Johnson MD
has been published by：
Springer Publishing Company
New York，NY，USA
Copyright © 2018. All rights reserved.

Simplified Chinese translation Copyright © 2022 by Peking University Medical Press.

肺细胞与组织病理学图谱

主　　译：陆霓虹　郭述良　杜映荣
出版发行：北京大学医学出版社
地　　址：（100191）北京市海淀区学院路 38 号　北京大学医学部院内
电　　话：发行部 010-82802230；图书邮购 010-82802495
网　　址：http：//www.pumpress.com.cn
E - m a i l：booksale@bjmu.edu.cn
印　　刷：北京金康利印刷有限公司
经　　销：新华书店
责任编辑：梁　洁　　责任校对：靳新强　　责任印制：李　啸
开　　本：889 mm×1194 mm　1/16　印张：11.5　字数：344 千字
版　　次：2022 年 8 月第 1 版　2022 年 8 月第 1 次印刷
书　　号：ISBN 978-7-5659-2668-6
定　　价：128.00 元
版权所有，违者必究
（凡属质量问题请与本社发行部联系退换）

译者名单

主　译

　　陆霓虹　郭述良　杜映荣

副主译

　　杨永锐　虞　涛　吴　磊　高建鹏　李晓非　李一诗　杨　丽　刘洪璐

译　者（按姓名汉语拼音排序）

陈　洁	昆明市第三人民医院	刘洪璐	昆明市第三人民医院
陈杨君	昆明市第三人民医院	刘梅艳	昆明市第三人民医院
丁　敏	重庆医科大学附属第一医院	陆霓虹	昆明市第三人民医院
杜映荣	昆明市第三人民医院	彭吉星	姚安县人民医院
高嫦娥	昆明医科大学第一附属医院	普志萍	新平县人民医院
高楚伊	昆明市第三人民医院	沈凌筠	昆明市第三人民医院
高建鹏	昆明市第三人民医院	孙娅萍	昆明市第三人民医院
郭述良	重庆医科大学附属第一医院	王　霖（男）	昆明市第三人民医院
海　冰	昆明医科大学第二附属医院	王　霖（女）	昆明市第三人民医院
侯绍云	楚雄州人民医院	吴　磊	昆明市第三人民医院
雷　雯	昆明医科大学第二附属医院	熊　英	昆明市第三人民医院
李海源	昆明医科大学第一附属医院	杨　丽	重庆医科大学附属第一医院
李红娟	昆明市第三人民医院	杨　艳	昆明市第三人民医院
李　杰	昆明市第三人民医院	杨永锐	昆明市第三人民医院
李晓非	昆明市第三人民医院	虞　涛	昆明市延安医院
李一诗	重庆医科大学附属第一医院	字晓梅	临沧市第二人民医院
李雨珊	昆明市第三人民医院		

原著者名单

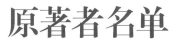

Christopher J. VandenBussche, MD, PhD
Assistant Professor of Pathology and Cytopathology
 Fellowship Director
The Johns Hopkins University School of Medicine
Baltimore, Maryland

Syed Z. Ali, MD, FRCPath, FIAC
Professor of Pathology and Radiology and Director
 of Cytopathology
The Johns Hopkins University School of Medicine
Baltimore, Maryland

Morgan L. Cowan, MD
Assistant of Pathology
The Johns Hopkins University School of Medicine
Baltimore, Maryland

Paul E. Wakely, Jr., MD
Professor of Pathology
Ohio State University Medical Center
Columbus, Ohio

Joyce E. Johnson, MD
Professor of Pathology, Microbiology, and
 Immunology
Director, Anatomic Pathology,
 VA Medical Center
Vanderbilt University School of Medicine
Nashville, Tennessee

译者前言

原著者为什么要编写 *Atlas of Pulmonary Cytopathology with Histopathologic Correlations*？是因为细胞病理学对于诊断和鉴别诊断肺部疾病具有重要价值。我们为什么要翻译这本《肺细胞与组织病理学图谱》？是因为这本图谱对于中国细胞病理学医师、呼吸科医师有重要参考和指导意义。

细胞病理学是通过分析脱落细胞或针吸活检等样本中细胞的形态、异常改变，以及细胞间的相互关系等特征来诊断或辅助诊断疾病的一门科学，是病理学诊断的重要组成部分，是对组织病理学的重要补充。细胞病理学对于肺部疾病的诊断和鉴别诊断具有特殊价值和意义，由于易通过痰、胸腔积液、支气管穿刺抽吸或刷检样本而获得来自于病灶的脱落细胞，通过支气管镜针吸活检、钳夹活检、冷冻活检、经皮经胸肺穿刺针吸活检，以及颈部、腋下等部位增大淋巴结穿刺针吸活检等获得小组织样本，通过涂片、印片等完成细胞病理学检查，从而实现无创、微创诊断，大幅减少通过手术切取大样本行组织病理检查所带来的创伤，因此细胞病理学在肺部疾病诊断中有广泛的应用。近年来发展的快速现场评价（rapid on-site evaluation，ROSE）进一步强化了这一应用。ROSE 在微创活检现场，通过极快速染色的细胞病理学检查，不仅能实现肿瘤、真菌感染等的现场快速诊断，还能通过评价所取样本的质量，指导术者优化取样，控制取样次数和时间，并通过细胞特征分析，指导合理的样本送检分流，争取诊断效能最大化。鉴于 ROSE 的重要性，国内已有越来越多的呼吸学科独立开展包括 ROSE 在内的肺细胞病理学检查，呼吸科医师

也已被允许通过专业培训获取 ROSE 等肺细胞病理师资质。肺细胞病理学不仅对细胞病理学医师，而且对呼吸科医师也正变得越来越重要。正是在此背景下，我们翻译了《肺细胞与组织病理学图谱》这本专著。

本书原著由美国约翰·霍普金斯大学医学院病理学和细胞病理学主任研究员 Christopher J. VandenBussche、病理学和放射学教授兼细胞病理学主任 Syed Z. Ali 等国际细胞病理学知名专家撰写，共 7 个章节。全书精选 500 余张高清彩色图片，全面覆盖感染、反应性病灶、良性肿瘤和恶性肿瘤（包括腺癌、鳞状细胞癌、神经内分泌肿瘤、恶性间皮瘤、转移性肿瘤）等肺部疾病，并配有组织病理图片作关联性对比。同时，本图谱对部分疾病的总体特征进行了介绍，并对呼吸道样本细胞病理学常见的误诊和解读错误进行了讨论。作为知识拓展，由经验丰富的放射科专家编写的肺部疾病影像学特征作为单独的章节展示，从而强调放射影像-病理的相关性。全书图文并茂，清晰准确，是一本非常实用的肺细胞病理学参考工具书。

本图谱由陆霓虹、郭述良、杜映荣教授担任主译，众多相关领域专家参与翻译和审校。翻译力求精准，但由于时间紧、任务重及水平所限，难免存在瑕疵，请读者多多批评指正。

郭述良

重庆医科大学附属第一医院呼吸与危重症医学科

2022 年 2 月 27 日

原著序

细胞病理学在过去 50 年实践中经历了重大的演变。细胞病理学是一种诊断方法，而不仅仅是一种筛查方法，在众多应用领域它已成为病理学的一个重要组成部分。从临床细胞学的早期开始，人们就认识到细胞学技术在呼吸系统疾病研究中的重要作用。呼吸道细胞标本研究是评估疑似肺部炎症/感染性疾病或肿瘤患者的重要手段。痰、支气管冲洗液、支气管抽吸物、支气管刷检、支气管肺泡灌洗标本和细针穿刺抽吸（FNA）的研究为这些诊断奠定了形态学基础。随着肺癌靶向治疗的出现，下呼吸道标本的辅助检测日益重要。通常情况下，辅助检测仅限于微生物培养技术、流式细胞术检测、淋巴细胞增殖和用于肺部肿瘤分类的免疫组织化学染色。靶向治疗扩大了对辅助检测（特别是分子检测）的需求，以明确是否存在特定的突变、扩增、倒位和易位，这些情况提示癌症对特异性靶向治疗的敏感性。事实上，微创活检和细胞学标本是大多数情况下用于确诊肺癌的主要材料，也是研究肿瘤分类标志物和判断预后的主要材料。尽管有上述新的技术进展，但细胞病理学仍建立在精准的形态学基础上。

《肺细胞与组织病理学图谱》是一本杰出的著作，其收录了 500 多张囊括各种非肿瘤性和肿瘤性肺部疾病的高质量图像。此外，本图谱对部分病例的组织病理学和大体标本进行了完整呈现，为细胞病理学家和外科病理学家提供了有用的形态学信息。本图谱还增加了一个专门讨论放射学的关键章节。在临床-病理相关性对患者管理越来越重要的时代，本图谱介绍了关于放射科专家如何处理临床-病理相关性的内容，使读者更容易接受和认可这本书。从细胞病理学的角度来看，了解肺部病变的影像学特征对于标本解读有极高的价值。

本图谱内容丰富，对全科病理学家、肺病理学家、细胞病理学家和实习医生的日常工作非常有帮助。此外，本图谱体现了约翰·霍普金斯大学在细胞病理学方面做出的大量实践工作，尤其是在国际上享有盛誉的细胞病理学家 VandenBussche 博士和 Ali 博士做出的贡献。我相信这本图谱能为病理学家提供有助于诊断和管理患者的必要信息，从而助力他们的日常工作。现在是时候阅读这本图谱的文字和插图了，它将向您展示肺细胞病理学的最新知识。

Fernando Schmitt，医学博士，FIAC
波尔图大学医学院病理学教授
波尔图大学分子生物学研究所分子实验室负责人及
高级研究员
国际细胞学学会秘书长

致　谢

感谢我的母亲 Carol 和祖父母 William 和 Katharine（"Vicki"）。——CJV

感谢我的父母 Bano 和 Mazhar。——SZA

我的第一台显微镜是单筒镜光学显微镜，由我的母亲（之前由 E.L.Caudil of Elizabethton，Temnesee 博士给了我的母亲）传给了童年的我。在我儿时住所后面那片平静而泥泞的池塘里，充满活力的各种细胞的奥秘也首次被这台显微镜揭示。同时要永远感谢 Travis。——MLC

感谢我的细胞病理学研究员前辈们，感谢他们教会我知识，给予我鼓励。——PEW

感谢住院医师和研究员，他们是细胞病理学的未来；感谢肺部疾病患者们，他们是我写这本书的初衷。——JEJ

目　录

肺部影像学

概述

对于肺部病灶，影像学在初步诊断、缩小鉴别诊断范围、治疗或手术规划以及疗效评估等方面均发挥作用。平片通常是评估有症状个体的一线检查方式，在其他医疗检查过程中也可能通过平片偶然发现肺部病变。尽管如此，由于计算机断层扫描（CT）应用广泛，且具有良好的空间分辨率，因此其仍是肺部疾病影像学定性的主要手段。CT也常被用于肺癌全身转移的快速评估。由于CT的图像采集时间较短，因此CT在避免呼吸运动相关伪影方面较磁共振成像（MRI）有显著优势。在某些特定情况下，MRI更具优势，其优越的对比度分辨率可以更好地呈现软组织解剖学，如评估肿瘤侵犯纵隔或肺尖。近期，^{18}F-氟代脱氧葡萄糖–正电子发射断层成像（PET）已成为另一种广泛用于肺部疾病诊断的成像工具。氟代脱氧葡萄糖-PET成像利用大多数肿瘤的高代谢特点作为肿瘤定位的方法，是检测和评估肿瘤位置和活动性的有效方法，有时可发现那些仅依靠解剖学成像可能会被忽略的恶性肿瘤。

尽管影像学技术有了很大的进步，但要做出准确诊断，必须将临床和病理相结合。X线透视、CT、超声和MRI图像引导常用于微创组织取样，以避免大手术或为大手术选择更好的入路。

本章将按以下顺序呈现肺部病理样本的影像学图片：原发性肺癌、良性原发性肺部肿瘤、转移性疾病、感染和其他肺部病变，其中一些病变的影像学表现类似肿瘤。本章旨在深入了解影像学在肺部病理诊断中的优势，并强调患者病史和病理相关性在克服单纯影像学的局限性以获得最终诊断方面经常发挥的关键作用。

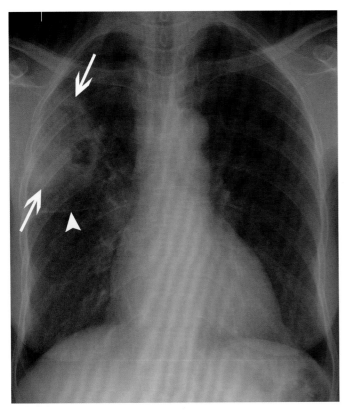

图 1.1a　鳞状细胞癌。胸部X线片显示右上肺叶（箭头之间）有空洞性病变。可见右侧叶间裂增厚（短箭头）

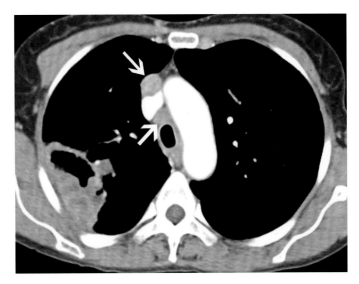

图 1.1b　鳞状细胞癌。横断位增强CT软组织窗显示肿块内可见空洞和不规则强化结节。还可见纵隔淋巴结肿大（箭头）

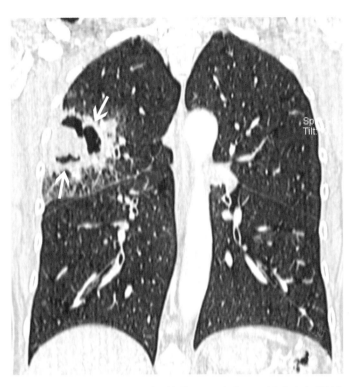

图 1.1c 鳞状细胞癌。冠状位 CT 肺窗显示厚壁空洞性病变（箭头）。尽管不规则强化结节高度提示肺癌，但仍需与曲霉定植于已有的空洞（曲霉球）、结核或韦氏肉芽肿病进行鉴别。与其他类型肺癌相比，空洞在鳞状细胞癌中更常见

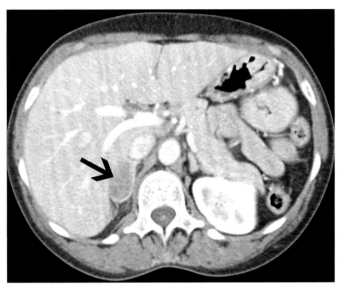

图 1.1d 鳞状细胞癌。上腹部的横断位增强 CT 显示右侧肾上腺强化结节（箭头），符合转移性疾病

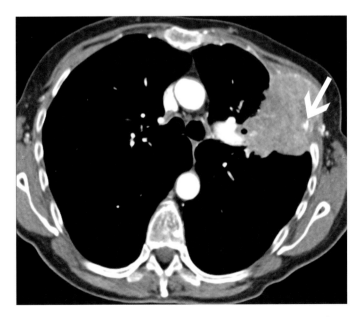

图 1.2a 鳞状细胞癌。横断位 CT 图像显示左上肺叶有一个巨大的强化肿块，侵犯胸壁并伴有肋骨破坏（箭头）

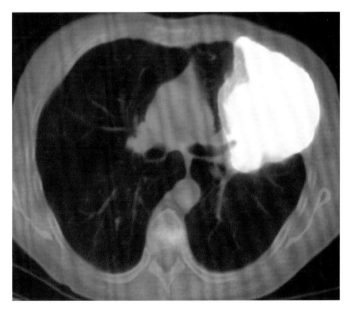

图 1.2b 鳞状细胞癌。PET-CT 融合图像显示肿块内明显高代谢，与肿瘤病史相符。根据肿瘤淋巴结转移分期系统，侵犯胸壁提示该病灶至少达到 T_3 期

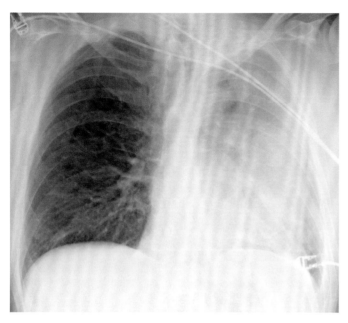

图 1.3a　伴有阻塞性肺炎的鳞状细胞癌。胸部 X 线正位平片显示左肺非对称性密度增高影，左心边缘不可见，提示左肺上叶病变

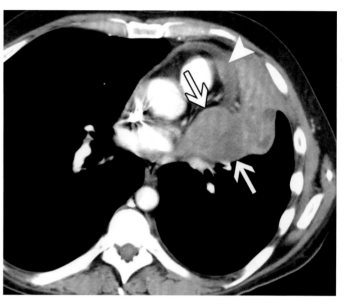

图 1.3b　伴有阻塞性肺炎的鳞状细胞癌。横断位增强 CT 提示由于肿块（箭头之间）阻塞，左肺上叶完全丧失通气功能。肿块侵犯脏胸膜和心包。存在少量恶性心包积液（短箭头）

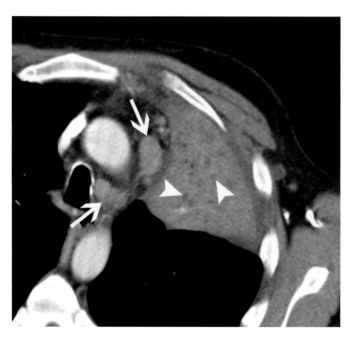

图 1.3c　伴有阻塞性肺炎的鳞状细胞癌。CT 图像显示左肺上叶阻塞性肺不张，扩张的支气管内充满低密度黏液和炎症细胞（短箭头）。可见纵隔淋巴结肿大（箭头）

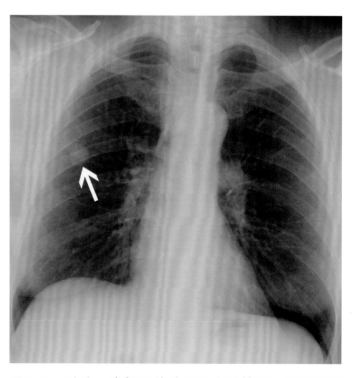

图 1.4a　腺癌。胸部 X 线片显示右肺结节，边界不清（箭头）

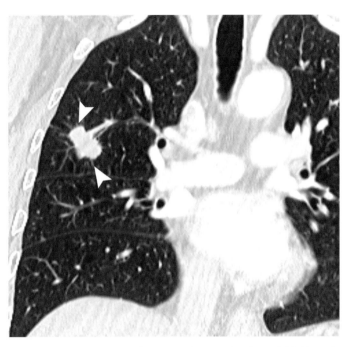

图 1.4b 腺癌。冠状位 CT 肺窗显示右肺上叶结节，边缘有毛刺（短箭头），常见于腺癌。腺癌是最常见的原发性肺癌，表现为孤立性肺结节，如本例

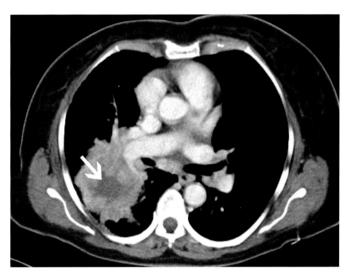

图 1.5a 腺癌。胸部 CT 增强扫描可见右肺下叶巨大、密度不均匀的肿块。肿块强化伴中心密度减低（箭头）提示中心坏死

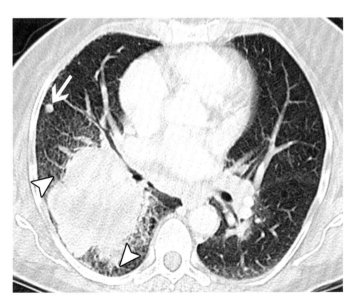

图 1.5b 腺癌。CT 肺窗显示邻近肺间质增厚（短箭头），表明肿瘤经淋巴管播散。可见一个小的肿瘤卫星病灶（箭头）

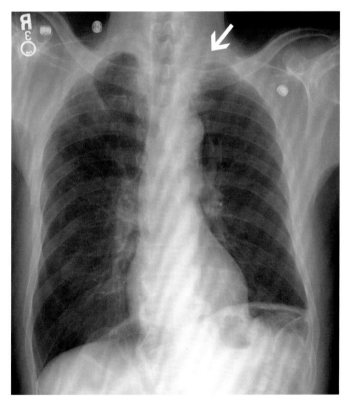

图 1.6a 腺癌、肺上沟瘤。59 岁男性吸烟者，表现为左肩疼痛。胸部 X 线正位片显示左肺尖显像不对称（箭头），左侧纵隔轻度抬高

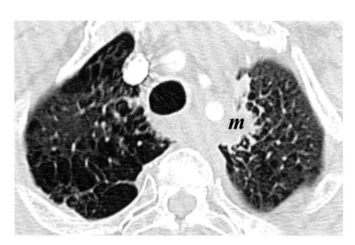

图 1.6b　腺癌、肺上沟瘤。59 岁男性吸烟者，表现为左肩疼痛。CT 显示左肺尖内侧肿块（m），与胸膜大面积粘连，提示浸润。可见肺尖严重肺气肿

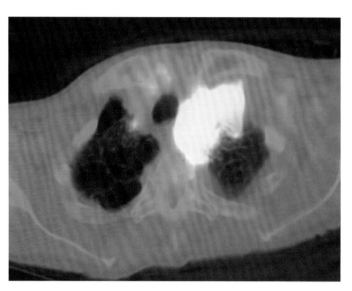

图 1.6d　腺癌、肺上沟瘤。59 岁男性吸烟者，表现为左肩疼痛。PET-CT 清晰显示出左肺尖肿瘤高代谢。在肺上沟瘤病例中，MRI 在评估邻近结构（包括大血管、臂丛神经、肋骨和脊柱）受累程度方面优于 CT

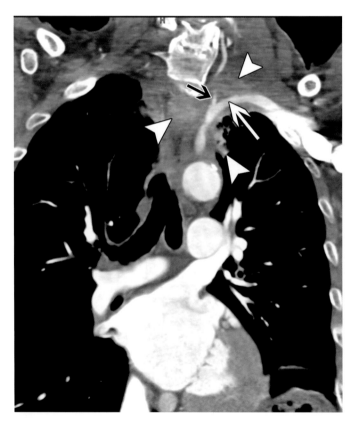

图 1.6c　腺癌、肺上沟瘤。59 岁男性吸烟者，表现为左肩疼痛。冠状位增强 CT 图像显示肿块（短箭头之间）包裹左锁骨下动脉（箭头）和左椎动脉起点（黑色箭头）

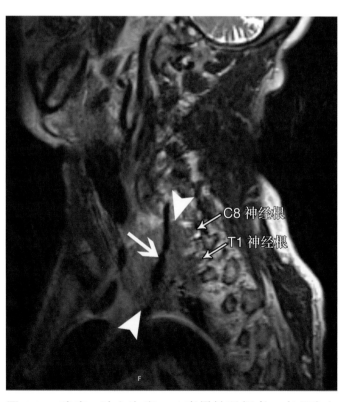

图 1.6e　腺癌、肺上沟瘤。59 岁男性吸烟者，表现为左肩疼痛。MRI 左肺尖矢状位 T2 加权像显示左锁骨下动脉和左椎动脉起点（箭头）被肿瘤包裹。肿瘤（短箭头之间）向后延伸，累及臂丛神经，特别是 C8 和 T1 神经根

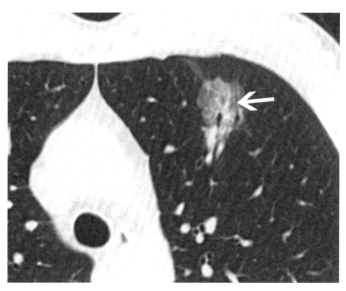

图 1.7　非黏液性原位腺癌。CT 肺窗图像显示非黏液性原位腺癌的典型表现，左肺上叶磨玻璃结节内有空气支气管影（箭头）。由于支气管肺泡癌通常仅表现为轻度糖代谢增高，因此 PET 的诊断价值通常有限。磨玻璃结节的其他鉴别诊断包括过敏性肺炎、肺炎（尤其是肺孢子菌肺炎、病毒性肺炎）、肺水肿、肺出血和闭塞性细支气管炎伴机化性肺炎

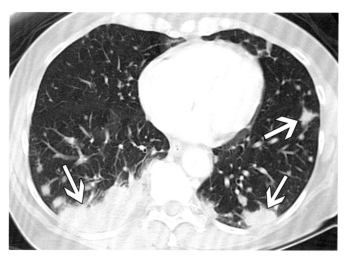

图 1.8a　黏液性支气管肺泡癌。横断位 CT 显示双侧肺基底段多发实变病灶（箭头）

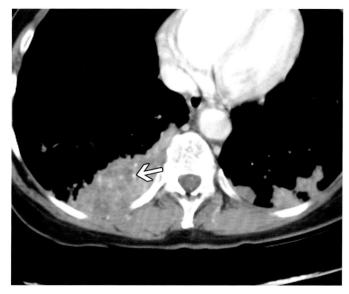

图 1.8b　黏液性支气管肺泡癌。CT 增强图像显示血管穿过右肺下叶实变区（血管造影征；箭头），提示此为肺泡充盈区域，而非大肿块。此类实变原因众多，包括肺水肿、肺炎和出血等。本例证实为支气管肺泡癌。肿瘤产生的黏蛋白可引起实变，并可在支气管内播散

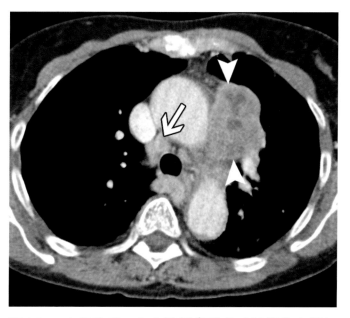

图 1.9a　小细胞癌。左上肺门旁肿块（短箭头之间），有强化和坏死区域。可见纵隔淋巴结肿大（箭头）

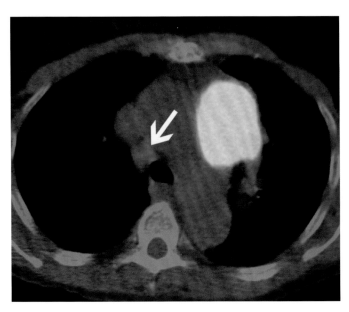

图 1.9b　小细胞癌。肿块有明显的氟代脱氧葡萄糖（FDG）高摄取。纵隔淋巴结摄取也有增加（箭头）

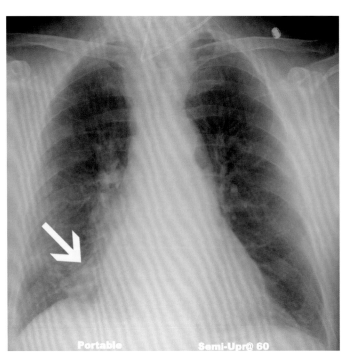

图 1.10a　小细胞癌。胸部 X 线片显示右肺门下肿块（箭头），右肋膈角变钝，提示胸腔积液

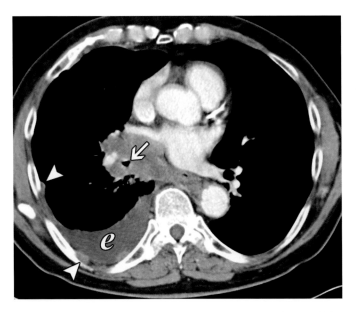

图 1.10b　小细胞癌。增强 CT 显示右肺门肿块压迫中间段支气管变窄（箭头）。可见强化的胸膜转移（短箭头）和恶性胸腔积液（e）。在 2009 年肿瘤淋巴结转移分期系统中，胸膜肿瘤结节、恶性胸腔或心包积液均被归为 M_1 期

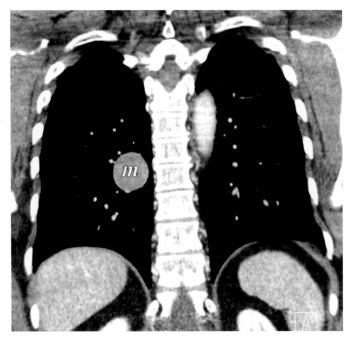

图 1.11a　类癌。冠状位 CT 图像显示右肺下叶中央有一个边缘清晰的强化肿块（m）

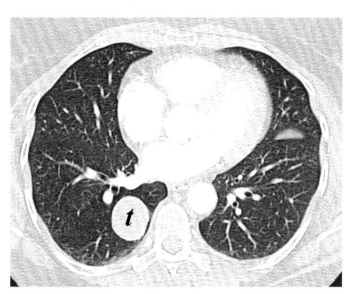

图 1.11b 类癌。横断位肺窗图像显示肿瘤（*t*）边界清晰、光滑，符合低度恶性肿瘤。类癌常累及中央支气管，且常具有丰富的血供

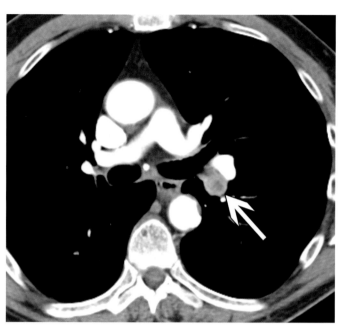

图 1.12a 黏液表皮样癌。增强 CT 显示左肺门强化肿块（箭头）

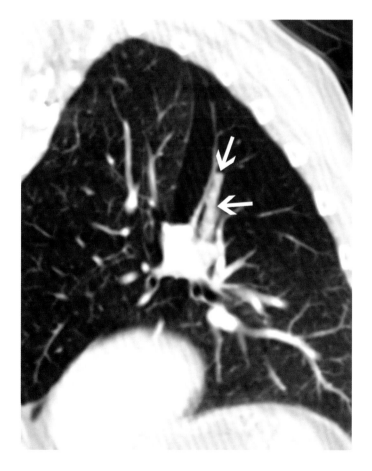

图 1.12b 黏液表皮样癌。通过肿块的矢状位图像显示肿瘤内发出的指状支气管延伸至左肺下叶上段（箭头）。阻塞肺段通气、血流减少，密度减低。鉴别诊断包括类癌、腺样囊性癌、肺癌或转移癌

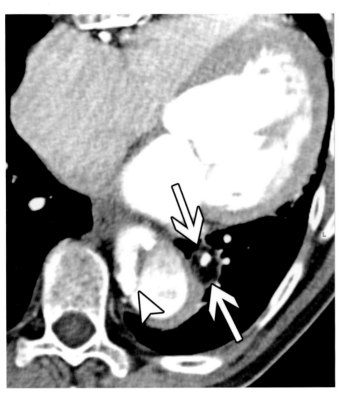

图 1.13a　肺错构瘤。横断位增强 CT 显示左肺下叶有一个结节（箭头之间），主要为脂肪密度。图中还显示了主动脉夹层（短箭头指示为内膜）

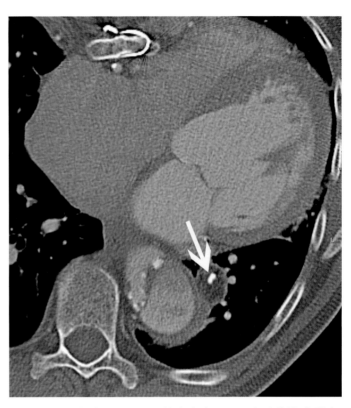

图 1.13b　肺错构瘤。CT 骨窗很好地显示了肿块内的钙化灶（箭头）。脂肪和钙化结合是错构瘤的特征

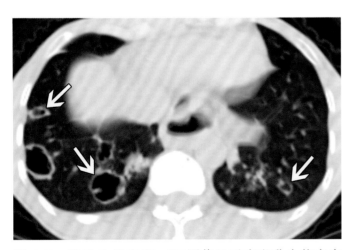

图 1.14　喉乳头状瘤病。CT 图像显示有喉乳头状瘤病史的患者双肺多发空洞性病变（箭头）。转移癌（尤其是鳞状细胞转移癌）、轻度肺栓塞和脓毒性肺栓塞、韦氏肉芽肿病和真菌感染也可能有类似的表现

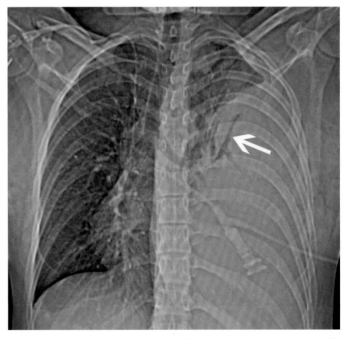

图 1.15a　胸壁和胸膜间隙的家族性尤因肉瘤。CT 定位图像显示一个巨大的肿块占据左胸膜腔的中部和下部，肿块对心脏有影响，并有少量细支气管充气征（箭头）

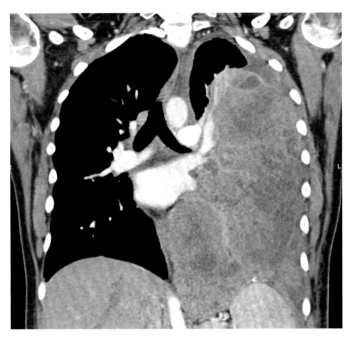

图 1.15b　胸壁和胸膜间隙的家族性尤因肉瘤。冠状位 CT 显示肿块呈不均匀强化

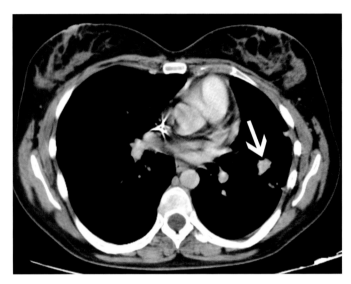

图 1.15c　胸壁和胸膜间隙的家族性尤因肉瘤。化疗开始 3 个月后的横断位 CT 显示有显著改善，只有极少的病变残留（箭头）

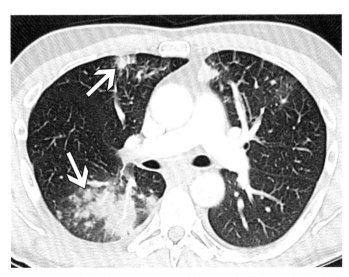

图 1.16a　肺卡波西肉瘤。患者为 39 岁男性，患有艾滋病和皮肤卡波西肉瘤。胸部 CT 图像显示双侧边界不清的毛刺状或"火焰状"结节（箭头），其支气管血管分布与肺卡波西肉瘤一致

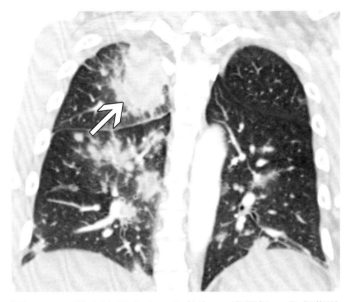

图 1.16b　肺卡波西肉瘤。患者为 39 岁男性，患有艾滋病和皮肤卡波西肉瘤。冠状位 CT 图像显示右肺尖有边界不清的肿块（箭头）。支气管镜检查可见气道内有紫红色斑块

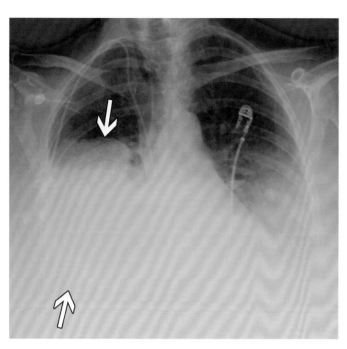

图 1.17a 黑色素瘤肺转移。胸部 X 线片显示右肺中 / 下叶（箭头之间）有一个大肿块。可见左侧胸腔积液

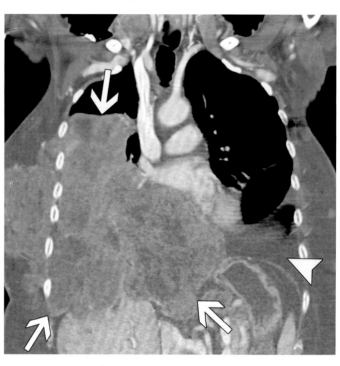

图 1.17b 黑色素瘤肺转移。冠状位增强 CT 最大密度投影显示了肿瘤的范围（箭头之间）。可见肿块延伸至胸壁，并对心脏有明显影响。可见左侧胸腔积液（短箭头）

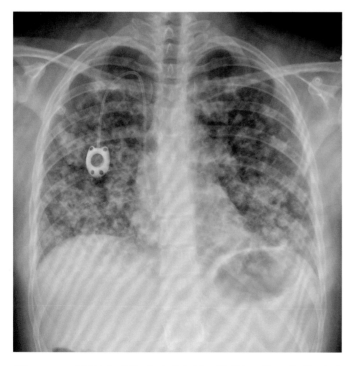

图 1.18a 结肠癌肺转移（空洞）。胸部 X 线正位片显示双侧大量空洞性肺结节

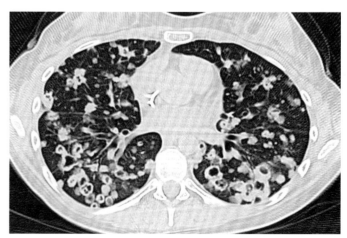

图 1.18b 结肠癌肺转移（空洞）。横断位 CT 证实存在双侧肺结节，其中绝大部分为空洞。空洞性转移见于腺癌、鳞状细胞癌和移行细胞癌

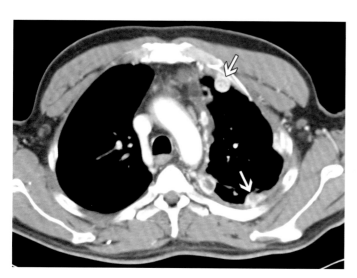

图 1.19a 转移性肾细胞癌（胸膜）。增强 CT 显示左侧胸膜间隙有多个强化结节（箭头）

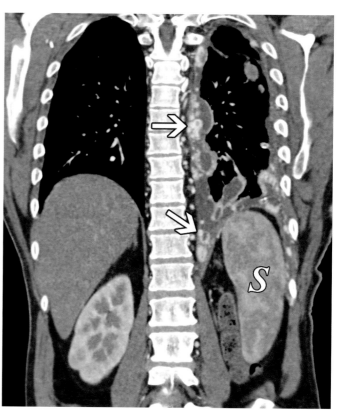

图 1.19b 转移性肾细胞癌（胸膜）。冠状位 CT 图像显示左胸膜内侧间隙有其他强化结节（箭头）。该患者因肾细胞癌进行了左肾切除术。S 表示脾

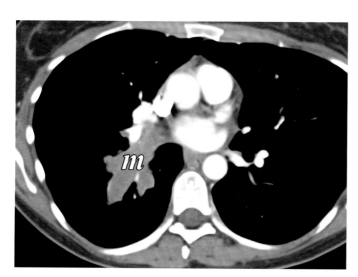

图 1.20a 支气管内转移性黑色素瘤。患者为 36 岁女性救生员，有肩部黑色素瘤病史。增强 CT 显示分支支气管内肿块（m）延伸至右肺下叶支气管，使其扩张

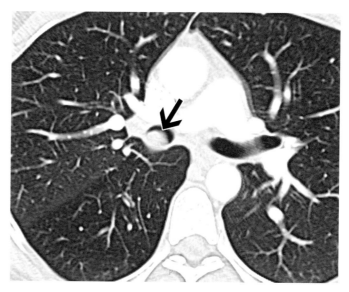

图 1.20b 支气管内转移性黑色素瘤。患者为 36 岁女性救生员，有肩部黑色素瘤病史。高分辨率 CT 图像显示中间支气管的管内肿块前缘凸出（箭头）。其他可发生支气管内转移的原发性肿瘤包括甲状腺癌、肾细胞癌和乳腺癌

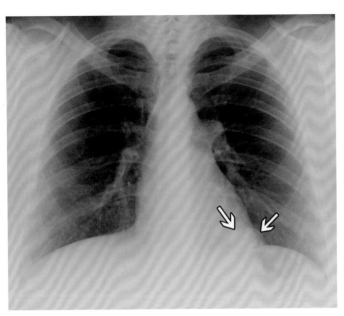

图 1.21a 良性转移性平滑肌瘤。胸部 X 线正位片显示左肺底部有一个肿块（箭头）

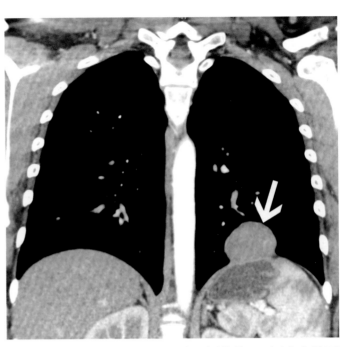

图 1.21b 良性转移性平滑肌瘤。冠状位 CT 证实左肺下叶存在强化肿块（箭头）

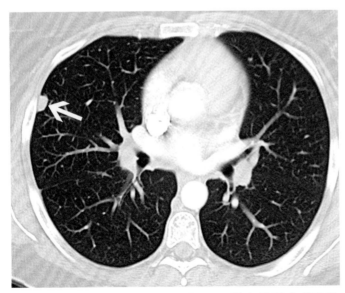

图 1.21c 良性转移性平滑肌瘤。CT 肺窗显示有其他肺结节（箭头），由于这些结节太小，因此在胸部 X 线片上无法观察到

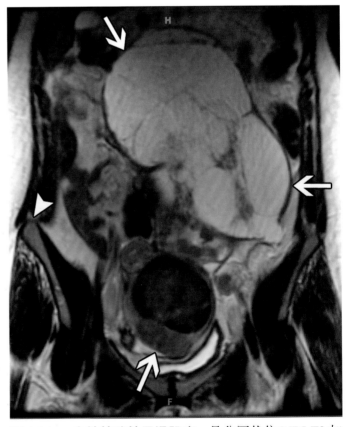

图 1.21d 良性转移性平滑肌瘤。骨盆冠状位 MRI T2 加权像显示子宫巨大肿块（箭头之间），内含多个异质性肿块，部分含有巨大的囊性成分。标记了右侧髂嵴（短箭头）用作测量。切除的左肺下叶肿块病理证实了诊断

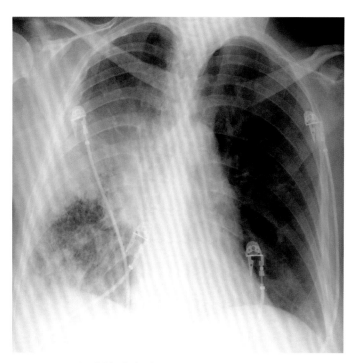

图 1.22a 大叶性肺炎（耐甲氧西林金黄色葡萄球菌感染）。胸部 X 线正位片显示右肺中部实变

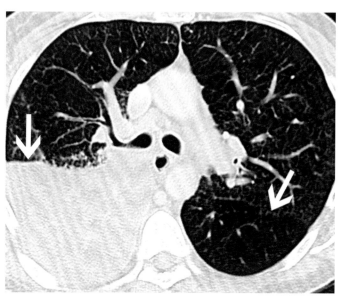

图 1.22b 大叶性肺炎（耐甲氧西林金黄色葡萄球菌感染）。CT 肺窗显示右肺下叶致密实变，受累肺膨胀，右斜裂较左侧相对升高（箭头）

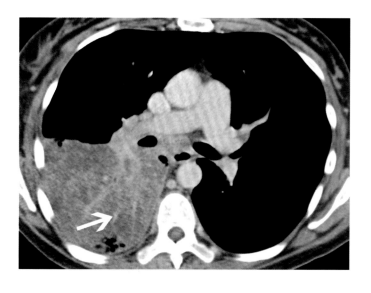

图 1.22c 大叶性肺炎（耐甲氧西林金黄色葡萄球菌感染）。增强 CT 显示正常的肺血管穿过实变区（箭头）。肿块会导致血管变形或肿块效应。克雷伯菌和肺炎球菌也是支气管扩张合并实变可能的原因

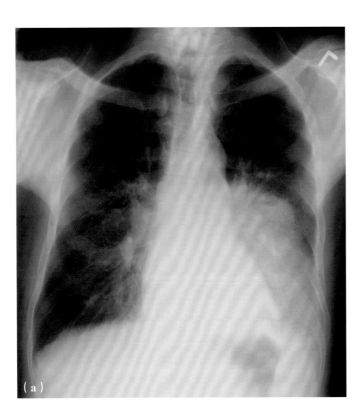

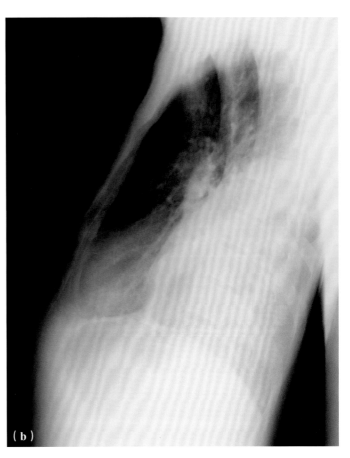

图 1.23a-b　肺脓肿（克雷伯菌和肠杆菌感染）。胸部 X 线正位片（a）和侧位片（b）显示左肺下叶致密实变，左侧膈肌模糊不清

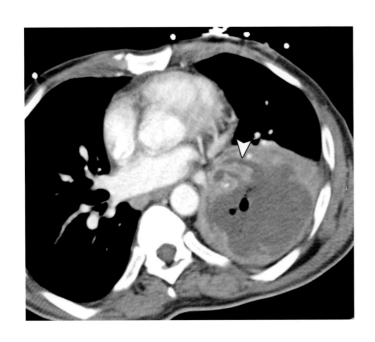

图 1.23c　肺脓肿（克雷伯菌和肠杆菌感染）。增强 CT 显示被肺实质所包绕的大片低密度影，内含一个小空洞，符合肺脓肿。可见脓肿与支气管树呈线性相通（短箭头）

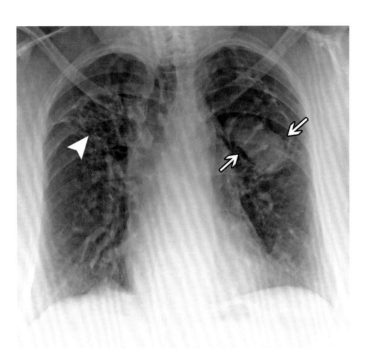

图1.24a 肉瘤腔内的曲霉球。胸部X线片显示左肺上叶有一个大空洞，内含一个大的软组织结节，其与空洞壁分离形成新月形空气影（"新月征"，箭头）。可见右肺上叶有瘢痕，伴有支气管扩张（短箭头）和右肺门抬高

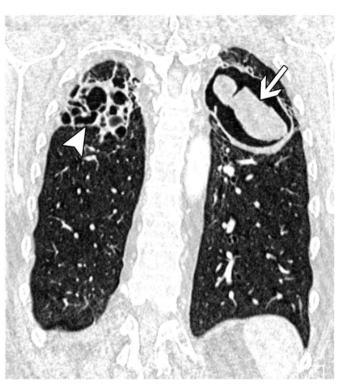

图1.24b 肉瘤腔内的曲霉球。冠状位CT显示左肺上叶腔内有一个肿块，即曲霉菌（箭头），右肺上叶纤维化伴牵拉性支气管扩张（短箭头），与患者结节病病史相符。新月征是曲霉菌定植于已有空洞的特征，但也可见于血管侵袭性曲霉病、肺结核和肺癌，如上文所示。先前已有的肉瘤空洞、边缘不规则的厚壁空洞、空腔内肿块（未显示）未强化均提示良性病变

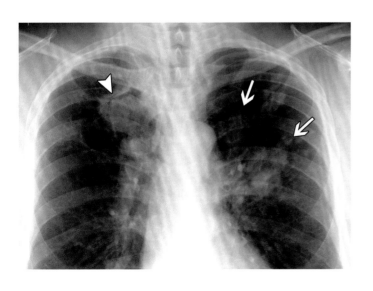

图1.25a 过敏性支气管肺曲霉病。46岁男性哮喘患者。胸部X线片显示扩张的支气管从左肺上叶中央开始分叉（箭头）。还可见右肺上叶曲霉球（短箭头）

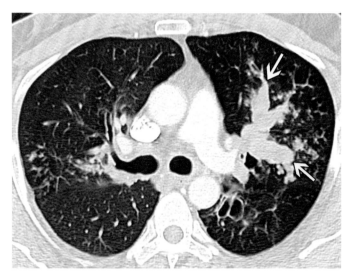

图 1.25b　过敏性支气管肺曲霉病。46 岁男性哮喘患者。CT 还显示了扩张、分叉的中央支气管（"指套征"，箭头），这与炎症细胞和真菌形成的黏液栓有关。这是过敏性支气管肺曲霉病的典型表现，尤其是在哮喘或变应性疾病患者中。囊性纤维化也可能出现类似情况

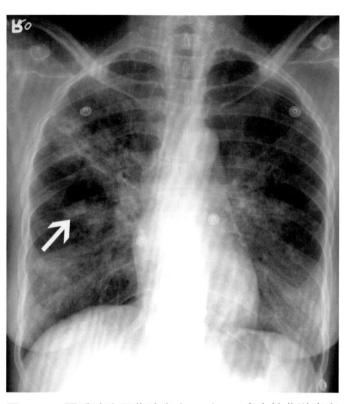

图 1.26a　耶氏肺孢子菌肺炎（PJP）。54 岁女性艾滋病患者。胸部 X 线片显示弥漫性间质增厚和斑片状实变（箭头）

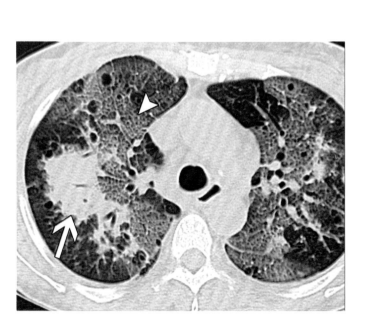

图 1.26b　耶氏肺孢子菌肺炎（PJP）。54 岁女性艾滋病患者。CT 显示斑片状磨玻璃样密度影伴小叶间隔增厚（"铺路石征"，短箭头）和右肺上叶实变（箭头）。铺路石征是肺泡蛋白沉积症的典型表现，但也可见于水肿、出血、病毒性肺炎和 PJP

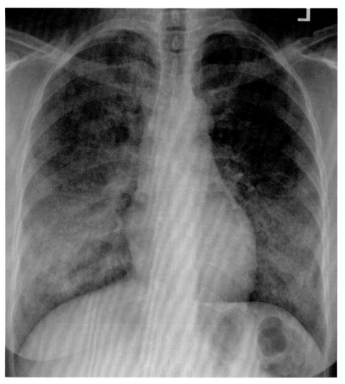

图 1.27a　肺泡蛋白沉积症。54 岁女性非吸烟者，有 2～3 个月的咳嗽史。活检已证实诊断。胸部 X 线片显示肺部有网格状、边界不清的阴影，以下肺为著

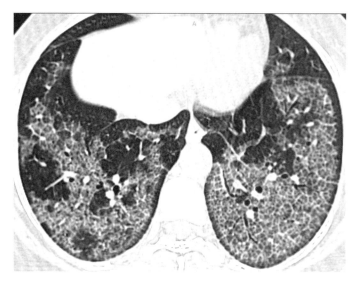

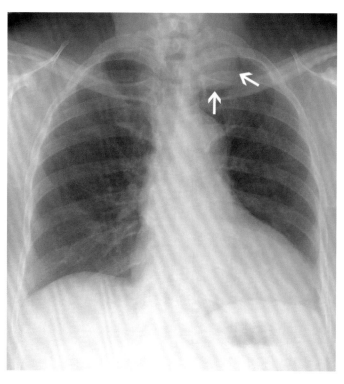

图 1.27b 肺泡蛋白沉积症。54 岁女性非吸烟者，有 2～3 个月的咳嗽史。活检已证实诊断。CT 显示下肺有磨玻璃影伴小叶间隔增厚（"铺路石征"），部分区域混有正常肺组织。这种表现无特异性，但常见于肺泡蛋白沉积症。本例中磨玻璃影代表肺泡有过碘酸希夫染色（PAS）阳性的蛋白物质沉积。治疗通常为支气管肺泡灌洗

图 1.28a 肺尖神经鞘瘤。胸部 X 线正位片显示左肺尖内侧有一肿块，肿块部分边界清晰（箭头）

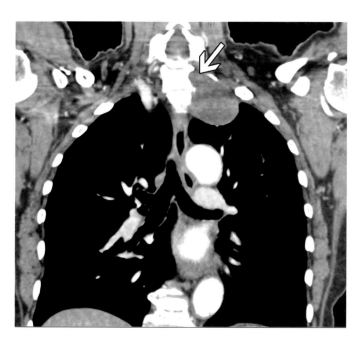

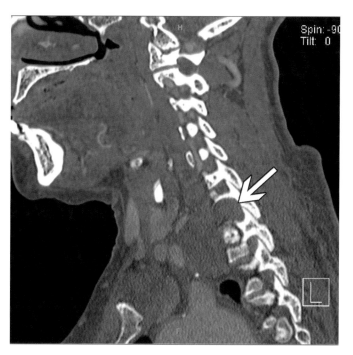

图 1.28b 肺尖神经鞘瘤。冠状位 CT 证实左肺尖存在强化肿块，其软组织尾部向椎间孔延伸（箭头）

图 1.28c 肺尖神经鞘瘤。矢状位 CT 骨窗图像显示受累椎间孔扩张（箭头）

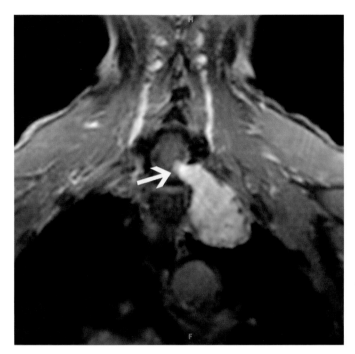

图 1.28d　肺尖神经鞘瘤。T1 MRI 增强图像显示病灶均匀强化，组织尾部向椎间孔延伸，边界清晰（箭头）。主要需与神经纤维瘤鉴别。仅根据影像学表现，还需与上纵隔肿瘤、间皮瘤或纵隔血肿时的胸膜增厚鉴别

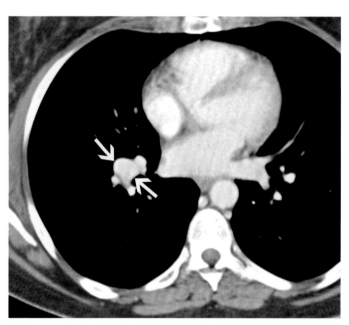

图 1.29a　支气管动静脉畸形。横断位增强 CT 显示右肺门肿块（箭头之间），均匀强化，与邻近肺血管相似

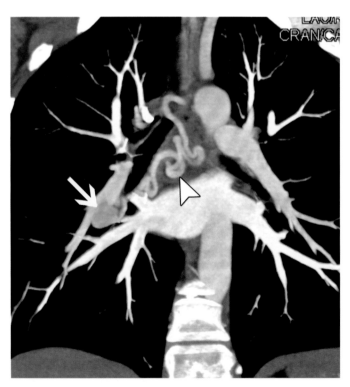

图 1.29b　支气管动静脉畸形。冠状位增强 CT 最大密度投影显示右肺门肿块（箭头），内有一条从主动脉发出的粗大支气管动脉供血（短箭头）

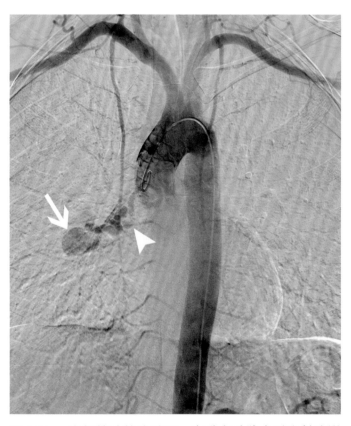

图 1.29c　支气管动静脉畸形。在升主动脉水平注射造影剂后的数字减影血管造影图像证实存在一条粗大的支气管动脉（短箭头）向右肺门动静脉畸形血管（箭头）供血

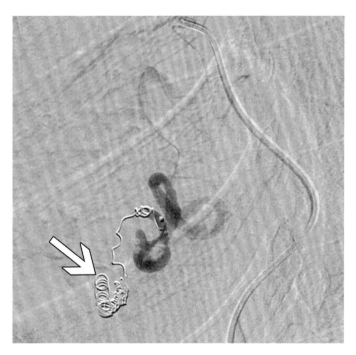

图 1.29d 支气管动静脉畸形。对动静脉畸形的供血支气管动脉进行弹簧圈（箭头）栓塞后的数字减影血管造影图像显示，动静脉畸形无显影，提示成功栓塞

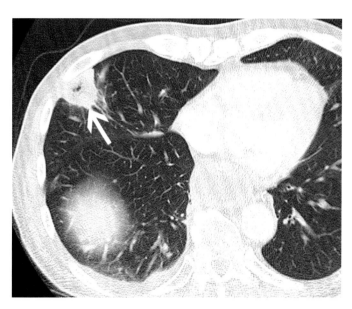

图 1.30a 由肺栓塞引起的肺梗死。CT 肺窗图像显示右肺中叶底部周边楔形阴影（箭头所示为"驼峰征"）

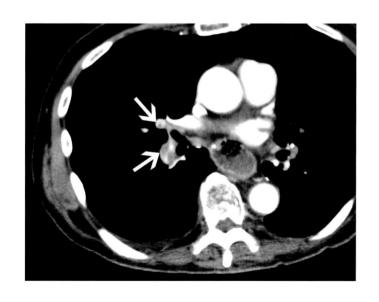

图 1.30b 由肺栓塞引起的肺梗死。通过更多中央肺动脉的图像显示右肺动脉（箭头）中存在充盈缺损符合肺栓塞

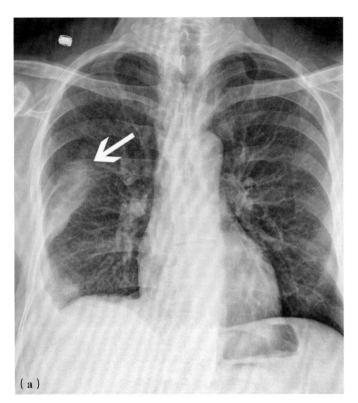

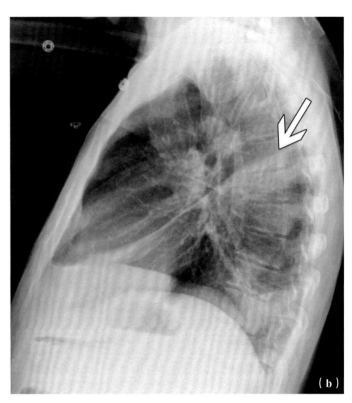

图 1.31a-b　胸腔积液"假瘤征"。胸部 X 线正位片（a）和侧位片（b）显示右肺中叶豆状阴影（箭头），侧位片显示阴影沿叶间裂方向分布

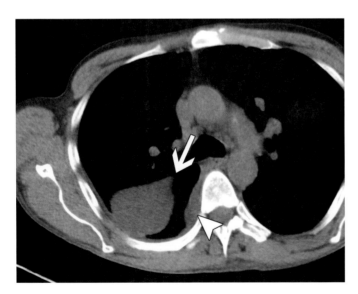

图 1.31c　胸腔积液"假瘤征"。CT 显示在叶间裂处有均匀的水密度胸膜液，沿叶间裂方向逐渐变细形成的"喙"（箭头）。右后内侧胸膜间隙（短箭头）也有积液

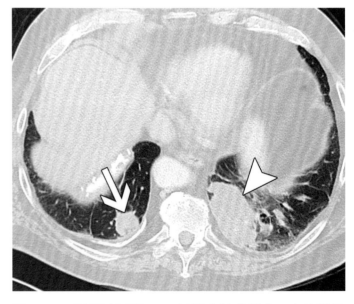

图 1.32a　圆形肺不张。CT 显示右肺底部有一个边缘呈圆形的结节（箭头）。左肺基底段肿块（短箭头）为未知原发灶的转移性腺癌

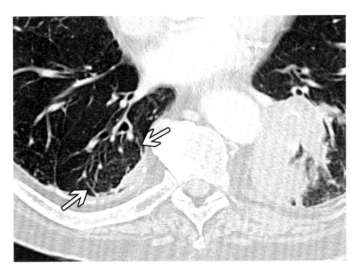

图 1.32b　圆形肺不张。薄层 CT 图像显示肺血管弯曲进入病变边缘（"彗星尾"征，箭头），支气管血管结构拥挤，符合肺不张表现

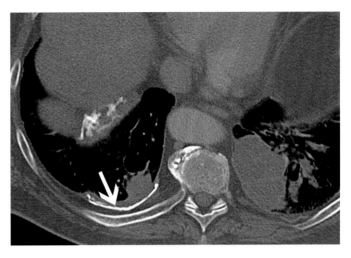

图 1.32c　圆形肺不张。骨窗显示肿块水平胸膜钙化斑块（箭头）。符合上述表现可诊断圆形肺不张

推荐阅读

Collins J, Stern EJ. *Chest Radiology: The Essentials.* Philadelphia, PA: Lippincott Williams & Wilkins; 1999:284.

The International Association for the Study of Lung Cancer (IASCL) Prospective Lung Cancer Staging Project: Protocol; March 27, 2009.

Webb WR, Higgins CB. *Thoracic Imaging: Pulmonary and Cardiovascular Radiology.* Philadelphia, PA: Lippincott Williams & Wilkins; 2005:837.

Webb WR, Muller NL, Naidich DP. *High-Resolution CT of the Lung.* Philadelphia, PA: Lippincott Williams & Wilkins; 2008:617.

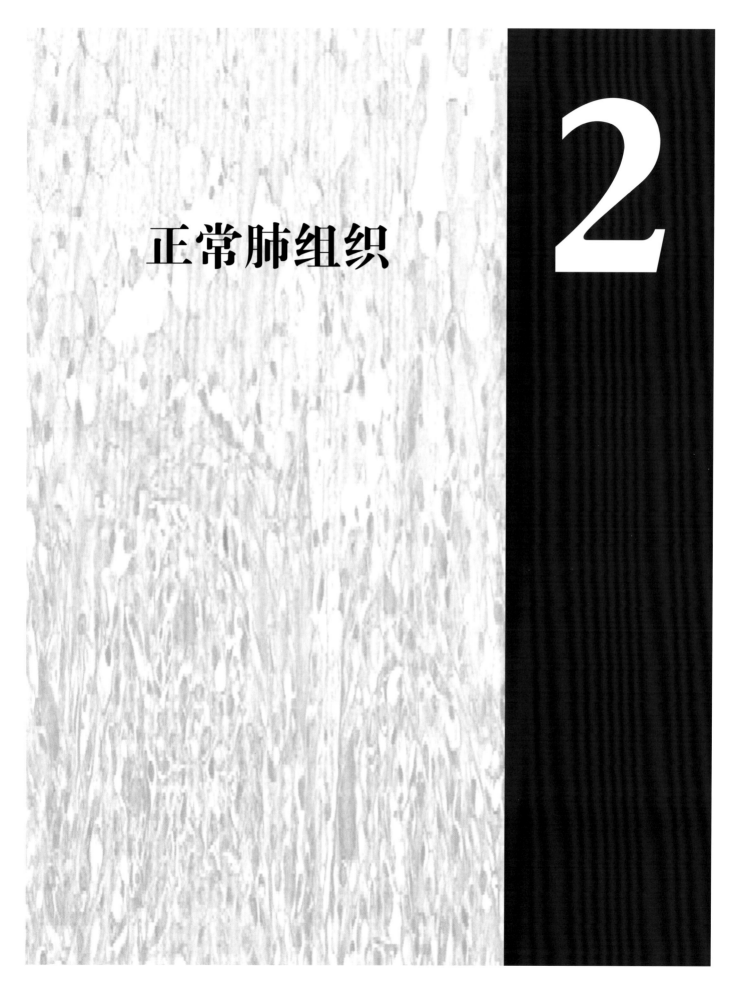

正常肺组织

2

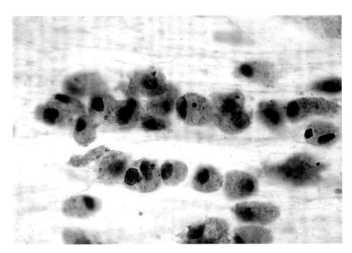

图 2.1a　富含色素的肺泡巨噬细胞［支气管肺泡灌洗（巴氏染色；高倍视野）］。肺泡腔内的巨噬细胞可能含有不同数量的色素，这并不一定是异常的。与右上角含有淡蓝色细胞质和少量色素的巨噬细胞相比，视野中的巨噬细胞含有绿色色素物质，其中一些较粗糙，一些甚至呈颗粒状。大多数色素是红细胞及其所含的血红素部分分解后产生的。残留的血液可能由先前出血所致。通常很难确定色素物质的特性；如有必要，可进行铁染色。有转移性黑色素瘤病史的患者可能较难诊断

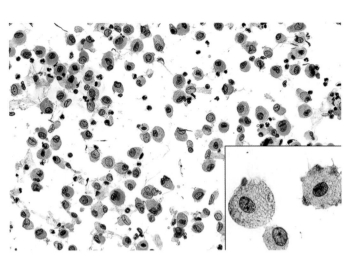

图 2.1b　肺泡巨噬细胞［支气管肺泡灌洗（巴氏染色；中高倍视野）］。肺泡巨噬细胞主要存在于肺泡腔，其存在证实了支气管肺泡灌洗充分。细胞有丰富的泡沫状细胞质和有核沟的卵圆形细胞核。染色质淡染，核仁明显而小。部分细胞为双核。如果在良性支气管肺泡灌洗液中未发现巨噬细胞，则应报告该灌洗不充分，而不是排除恶性肿瘤

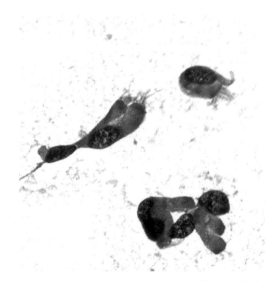

图 2.2a　良性呼吸道上皮细胞［细针穿刺抽吸（迪夫快速染色；高倍视野）］。良性呼吸道纤毛上皮细胞常见于细针穿刺抽吸、支气管刷检和支气管肺泡灌洗标本中。它们有圆形至椭圆形的细胞核，边界规则。细胞通常呈柱状，并有纤毛；纤毛附着在细胞顶端一个致密、平坦的终板上。虽然纤毛并非总是出现在所有标本或每个细胞中，但发现纤毛和（或）终板提示结果可靠。反应性支气管上皮细胞可具有类似腺癌的非典型形态

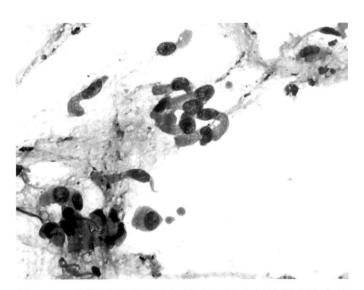

图 2.2b　良性呼吸道上皮细胞［细针穿刺抽吸（迪夫快速染色；中倍视野）］。视野内包含大量良性呼吸道上皮细胞，既有单个的细胞，也有小片段的细胞。同时，该视野内包含的细胞没有可识别的纤毛，但有终板。图中可见细胞间淡染的染色质和相似的细胞核

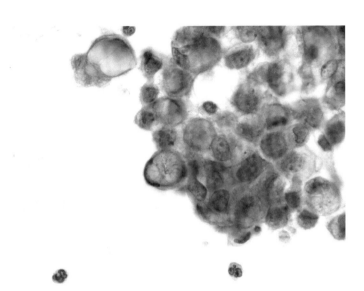

图 2.2c　杯状细胞［支气管刷检（巴氏染色；高倍视野）］。杯状细胞可见于呼吸道内，并与纤毛支气管呼吸细胞混合。杯状细胞中所含的黏液在巴氏染色中呈粉红色，并与附着在柱状细胞末端的粉红色纤毛重叠。此外，某些情况可能引起杯状细胞增生，此时杯状细胞更为明显。最初可能被误诊为腺癌，但杯状细胞通常数量很少，具有浅色核的特征，且至少与少数纤毛细胞混杂

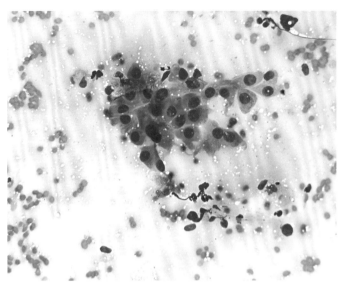

图 2.3a　良性间皮细胞［细针穿刺抽吸（迪夫快速染色；高倍视野）］。细胞体积大，但有边界规则的圆形细胞核，核质比低。在部分细胞之间可观察到小裂缝或"窗口"，表明间皮起源。迪夫快速染色可以更好地显示细胞质，其可能呈双嗜性或双色调外观。鉴别诊断包括细胞质常保留圆形细胞核的肿瘤，如肾细胞癌、黑色素瘤、甲状腺癌和前列腺癌

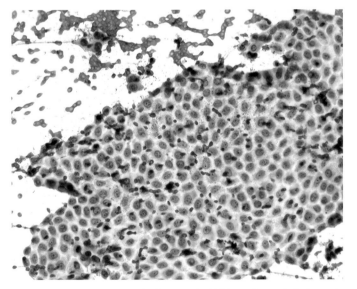

图 2.3b　良性间皮细胞［细针穿刺抽吸（巴氏染色；中倍视野）］。这些良性细胞单层排列时形成蜂窝状图案，有时可能会自行折叠，使形态更为复杂。相比之下，间皮瘤具有更复杂的三维结构和片段内刚性突起结构。在本病例中，细胞缺乏非典型特征；在反应性条件下，间皮细胞通常具有典型外观，并与癌细胞或间皮瘤细胞有类似的形态学表现

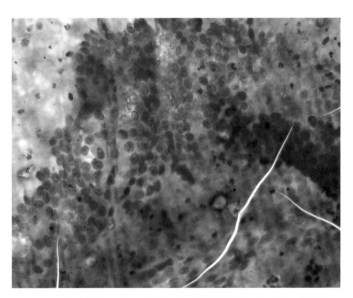

图 2.3c　良性间皮细胞［细针穿刺抽吸（迪夫快速染色；中倍视野）］。片状物内的细胞稍有紊乱，核仁突出，有轻度不等核分裂。但是，单一的细胞核与片状单层结构表明间皮来源。通常，在细针抽吸过程中仅能采集到小块的间皮细胞；如果观察到大量碎片，则需要排除肿瘤可能

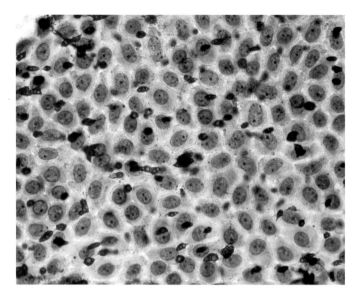

图 2.3d　良性间皮细胞［细针穿刺抽吸（巴氏染色；高倍视野）］。经胸壁细针穿刺抽吸过程中，细针穿过胸膜内层，标本可能被良性间皮细胞污染。如果病灶难以取材，这些间皮细胞可能是唯一可见的上皮组织，可能被误认为是不合格的病灶标本。在本例中，细胞均匀地分布在单层片状物内，细胞核边界规则，染色质淡染。可见不同的细胞边界和细胞之间有"小窗口"

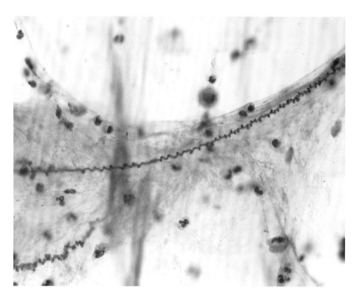

图 2.4a　库什曼螺旋体［痰（巴氏染色；中倍视野）］。图中可见库什曼螺旋体像旗帜一样悬挂着。这些螺旋体由黏液受小支气管压迫而形成

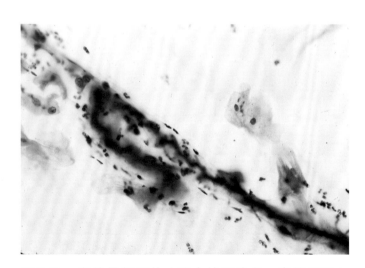

图 2.4b　库什曼螺旋体（迪夫快速染色；高倍视野）。在较高的放大倍数下，螺旋体表面具有"卷曲"或带状外观。紧密的黏液束嵌入黏液背景中。库什曼螺旋体无特异性，可见于因任何原因导致黏液分泌增加的患者

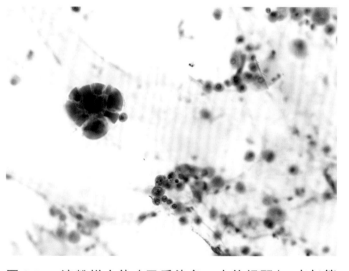

图 2.5a　淀粉样小体（巴氏染色；中倍视野）。支气管肺泡（BAL）标本中可发现淀粉样小体，其外观像致密的片状凝结物，边缘周围可能有裂纹伪影。还可见肺泡巨噬细胞和散在的中性粒细胞，二者存在大小差异。淀粉样小体是 BAL 标本中的偶然发现，没有明确的临床意义

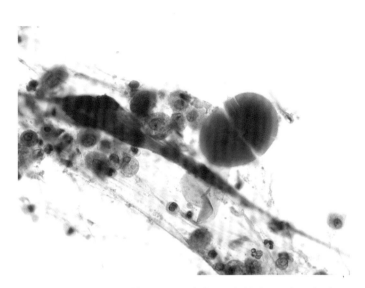

图 2.5b　淀粉样小体（巴氏染色；高倍视野）。在肺组织中，散在肺泡内可见淀粉样小体。主要鉴别诊断是肺泡微结石症。肺泡微结石症是一种常染色体隐性遗传病，肺泡内充满钙化体。淀粉样小体不钙化，其数量不及肺泡微结石症的钙化分泌物

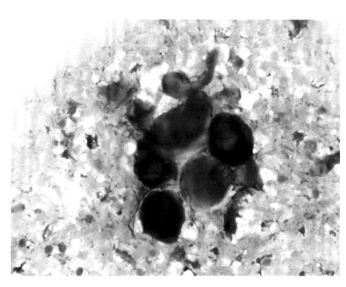

图 2.6a　大气道软骨组织［细针穿刺抽吸（迪夫快速染色；高倍视野）］。蓝宝石色的球状物类似腺样囊性癌的球状物，但其质地不均匀，细胞密度低。当针头穿过大气道时，可能会取到软骨组织，导致初始误诊。一般来说，细针穿刺抽吸标本上只会出现少量软骨组织，尽管经验不足的操作人员可能会采集比病变组织更多的结缔组织、软骨、神经和（或）脂肪组织

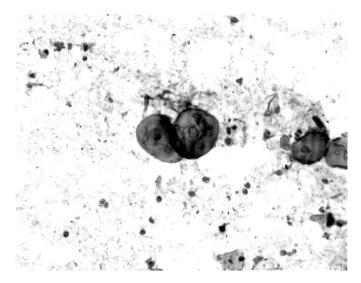

图 2.6b　大气道软骨细胞［细针穿刺抽吸（巴氏染色；高倍视野）］。巴氏染色虽然不易造成混淆，但软骨碎片仍然会分散注意力。虽然软骨细胞不易识别，但其边缘光滑而不规则，内部空间常有软骨细胞。可见该视野内的染色光谱——部分软骨细胞呈蓝色和紫色，而另一些软骨细胞呈粉红色（视野右侧）

图 2.7　大气道唾液腺组织［细针穿刺抽吸（巴氏染色；高倍视野）］。细针穿刺时存在良性唾液腺组织，这表明取样位置在大气道间隙附近。在这个"小活检"中可见规则的小叶结构。小叶附着在一个中央导管上，在三维结构中可能很难观察到。肺部细针穿刺抽吸标本中只有罕见的非瘤性唾液腺组织。唾液腺组织提醒我们，唾液腺肿瘤可能在肺内发生

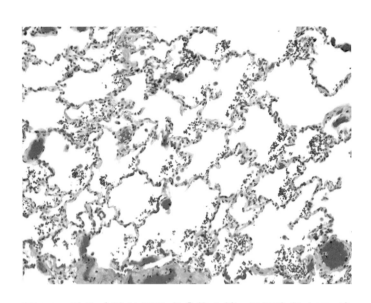

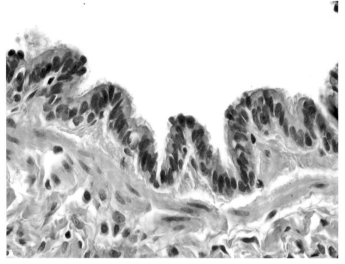

图 2.8　肺泡 {肺叶切除术 [苏木精–伊红染色（HE 染色）；中倍视野]}。肺外周由薄壁气囊组成。这些薄壁包含毛细血管，是发生气体交换的场所。偶尔可出现肺泡内组织细胞

图 2.9　呼吸道（细支气管）上皮细胞 [肺叶切除术（HE 染色；高倍视野）]。高倍视野下，支气管和细支气管衬有柱状纤毛上皮。在本例中，终板上方很容易辨认出细长的纤毛。上皮细胞下有一小段平滑肌，其下方的纤维结缔组织中偶见肥大细胞

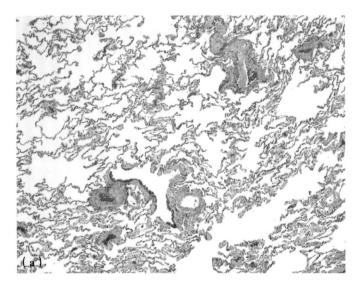

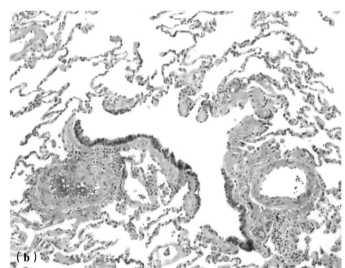

图 2.10a-b　终末细支气管 [肺叶切除术（HE 染色；低中倍视野）]。传导气道以终末细支气管为终点。终末细支气管是最小的气道，管壁有呼吸道上皮细胞，没有肺泡。终末细支气管伴随着小动脉进入呼吸性细支气管和肺泡系统

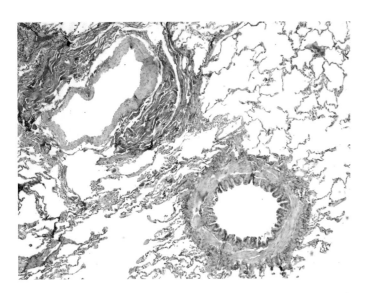

图 2.11　细支气管和动脉［肺叶切除术（HE 染色；低倍视野）］。肺传导气道与动脉伴行。这些动脉的直径与气道相似。二者共同从肺门延至终末细支气管

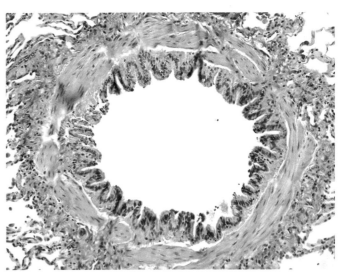

图 2.12　细支气管［肺叶切除术（HE 染色；中倍视野）］。细支气管是肺传导气道的一部分，由具有平滑肌壁的支气管假复层纤毛上皮构成，但其结构中无软骨细胞。折叠的上皮具有疏松的支撑组织和弹性组织，使其能随着气道的扩张而扩张

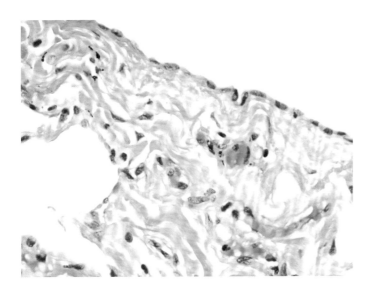

图 2.13　正常胸膜［楔形切除术（HE 染色；高倍视野）］。正常情况下，肺（脏胸膜）和胸腔内（壁胸膜）的胸膜表面均排列着一层扁平的间皮细胞。在这层细胞下面是含有散在的成纤维细胞和小血管的稀疏纤维血管结缔组织区域，以及弹性纤维层。HE 染色无法很好地显示弹性纤维层，可能需要特殊的弹性纤维染色剂才能观察到。肿瘤细胞破坏弹性纤维层被认为是脏胸膜浸润，目前已列入肺癌分期中

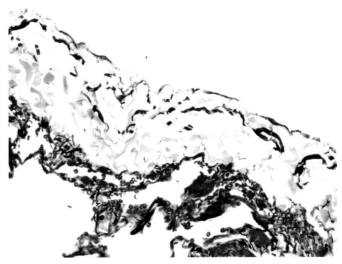

图 2.14　正常胸膜［楔形切除术（莫瓦特五色特殊染色；高倍视野）］。当胸膜切片用突出弹性纤维的特殊染色剂进行染色（如本例的莫瓦特五色染色）时，间皮下弹性纤维层显而易见，为平行于表面的黑色厚纤维。在莫瓦特五色特殊染色下，胸膜的成熟胶原组织被染成黄色，胸膜下方少量肺组织中的间皮细胞和血液则被染成暗红色。弹性纤维组织也可见于肺隔膜

3

反应性改变和肺部良性病变

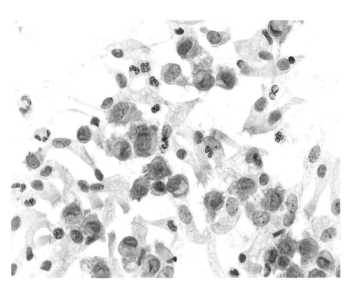

图 3.1a　反应性上皮细胞［支气管刷检（巴氏染色；高倍视野）］。图中绝大多数细胞是支气管呼吸道上皮细胞，尽管它们表现出各种形态，且具有不同的形状和大小。部分细胞呈圆形，而其他细胞则呈柱状或烧瓶状外观。细胞的核质比差异很大，有些细胞似乎只有很少的细胞质。粉红色纤毛的存在证明这些细胞为良性，这是在缺乏明显终板的圆形细胞中的重要发现

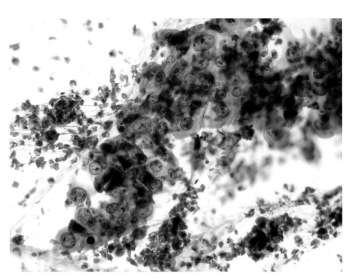

图 3.1b　反应性上皮细胞［支气管刷检（巴氏染色；高倍视野）］。该视野内的细胞片段明显不典型。有些细胞的细胞核非常大，且核质比很高，疑似恶性肿瘤。然而，核的边界呈圆形且规则，染色质淡染。最令人放心的发现是部分细胞边缘有粉红色纤毛，以及在视野底部有明显的终板。背景中存在的细小的粉红色黏蛋白可包裹细胞和模拟纤毛，这是一个混杂因素。一旦片段中的某些细胞被确定为良性，剩余的细胞也可被视为良性

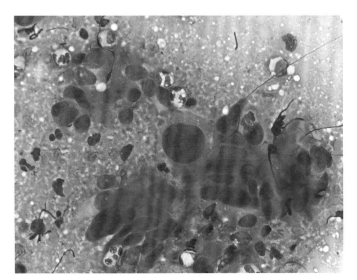

图 3.1c　反应性非典型增生［支气管刷检（迪夫快速染色；高倍视野）］。支气管刷检物中位于中心的细胞为肺组织标本中偶尔出现的显著反应性非典型增生。相邻的腺细胞呈局灶性核重叠和扩大，并伴有轻度多形性，但仔细观察可发现顶端有纤毛，提示良性。支持反应性非典型增生的其他发现包括许多背景和上皮相关的中性粒细胞以及光滑的核边界甚至染色质，即使在非常大的中心细胞中也是如此。放疗和（或）化疗后可能会出现明显的非典型增生

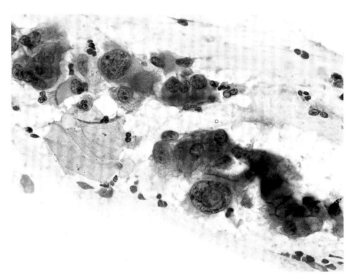

图 3.1d　反应性非典型增生［支气管刷检（巴氏染色；高倍视野）］。在支气管刷检物标本中，分散的细胞在反应性更强的纤毛腺体背景中脱颖而出。这些大细胞令人担忧，但它们的染色质模式与相邻的反应性细胞相同，核边界光滑，而且两种细胞似乎都有带纤毛的终板，提供了额外的保证。反应性支气管细胞也可能有核沟，可见于图中的部分细胞。支气管刺激可能导致细胞核比正常支气管细胞核大 10～20 倍

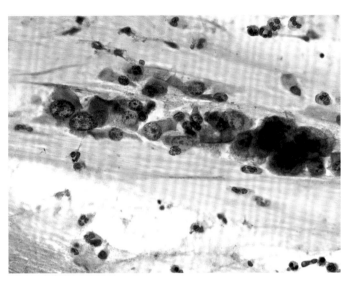

图 3.2a 反应性非典型增生［支气管刷检（巴氏染色；高倍视野）］。图中显示了反应性支气管固有细胞的典型特征，主要包括细胞核增大、多形性、染色质粗糙伴核仁明显，以及排列混乱。值得注意的是，非典型细胞上存在终板和纤毛，这强烈证实了反应性非典型增生。背景中有散在的正常支气管细胞供比较。反应性非典型增生可见于所有可引起气道刺激的情况，包括感染、既往手术和慢性疾病

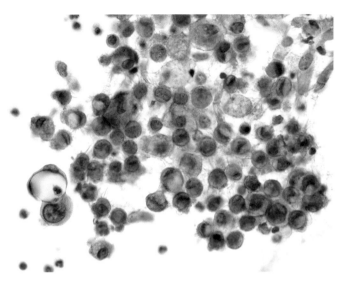

图 3.2b 反应性非典型增生［支气管刷检（巴氏染色；高倍视野）］。图中可见许多细胞质肿胀且含有单个空泡的细胞。虽然这可能会被误认为是腺癌，但反应性呼吸道上皮的背景提示杯状细胞化生，这是慢性气道刺激的特征之一。杯状细胞化生可能在囊性纤维化患者中尤为突出

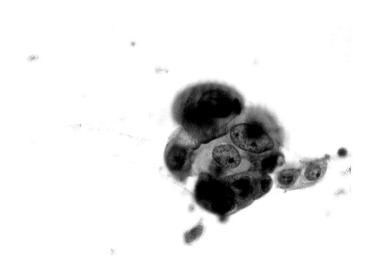

图 3.2c 反应性非典型增生［支气管刷检（巴氏染色；高倍视野）］。图中可见反应性支气管上皮细胞核明显增大。位于中心的细胞核比周围的细胞核大几倍，可见开放的粗糙染色质和明显的核仁。位于中心的细胞中有终板，但纤毛不易识别。免疫组织化学法不易区分反应性细胞和癌细胞，仔细观察细胞的细节和背景对于避免将反应性变化过度诊断为恶性至关重要

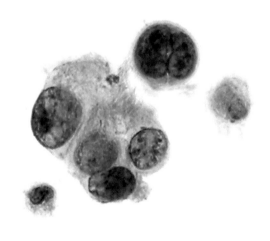

图 3.3a 反应性非典型增生［支气管肺泡灌洗（巴氏染色；高倍视野）］。良性支气管细胞在多种有害刺激［包括炎症、多种生物体、放疗/化疗、吸入性刺激物、哮喘、有毒烟雾（包括氧中毒）和药物］的作用下可发生形态学改变。这些改变通常包括类似于非小细胞癌的各种核改变，包括增大、深染、不规则和粗糙的染色质分布以及核仁肿大。支气管纤毛可能变得不明显或完全消失。图中可见细胞核明显增大，并伴有明显的核仁（最左侧的细胞）。淡红色的纤毛几乎看不见。这些变化可能发生在单个细胞中，也可能发生在支气管细胞簇中

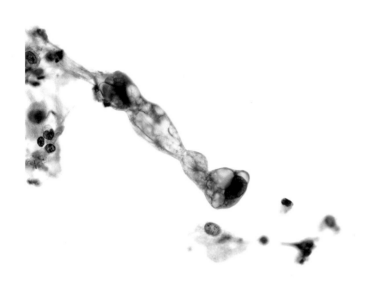

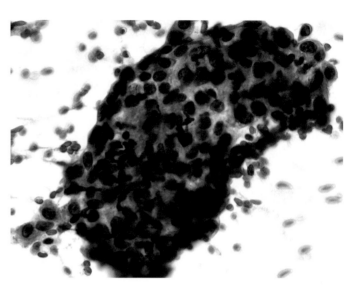

图 3.3b 反应性非典型增生［支气管肺泡灌洗（巴氏染色；高倍视野）］。本例反应性非典型增生中，两个细胞表现出明显的细胞核增大，细胞质粗糙、空泡化，疑似腺癌。临床病史和影像学表现是避免误诊恶性肿瘤的关键信息。对于像本例患者一样的急性弥漫性肺损伤且无离散性肿块的患者，应谨慎解释此类细胞。为确保正确诊断，可能需要对此类患者进行连续支气管肺泡灌洗样本检查

图 3.4a 反应性非典型增生［细针穿刺抽吸（巴氏染色；高倍视野）］。一簇反应性支气管上皮细胞再次显示了反应性非典型增生的核多形性，但保留了光滑的核轮廓和更开放的染色质。后两个特征有助于区分反应性细胞和癌细胞。此外，在反应性过程中，细胞间的边界保持不变，细胞核通常不会重叠。从结构上看，细胞具有明显聚集性，周围炎症细胞浸润也提示反应性而非肿瘤性改变。良性反应性非典型增生通常表现为一系列变化，而不是突然的转化

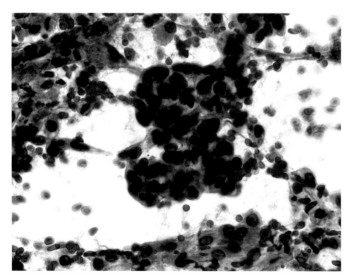

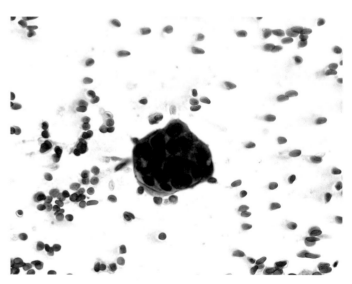

图 3.4b 反应性非典型增生［细针穿刺抽吸（巴氏染色；高倍视野）］。第一眼看上去，中央的细胞簇疑似腺癌，突出的非典型核有明显的核仁和多个核分裂象（中央细胞簇的左下方）。然而，整体结构仍呈现聚集性，提示反应性改变，而不是恶性改变。此外，中央细胞簇的细胞核变化与图中下半部分的细胞核变化相似，可以确定细胞的性质为良性。慢性阻塞性肺病可引起气道刺激和反应性细胞改变

图 3.4c 反应性非典型增生［细针穿刺抽吸（巴氏染色；高倍视野）］。细针穿刺抽吸的小簇细胞具有广泛的反应性核变化，包括大小、形状不同的核仁。该细胞簇较小，并且与干净的背景相隔绝。光滑的细胞核轮廓和均匀开放的染色质也能很好地显示出来。反应性改变也可能与其他恶性肿瘤的全身化疗或放疗有关

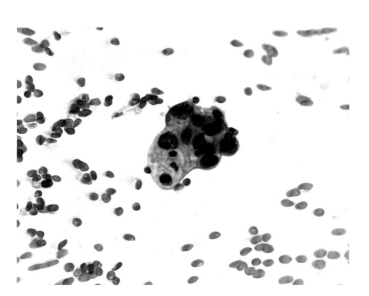

图 3.4d　反应性非典型增生［细针穿刺抽吸（巴氏染色；高倍视野）］。本图再次显示了反应性细胞的一系列变化，即细胞核增大，多个核仁与较小的细胞核共存。其他重要发现包括上皮内的中性粒细胞和细胞簇内的其他炎症细胞。若标本中无其他恶性肿瘤的表现，炎症细胞的存在是反应性非典型增生的特征

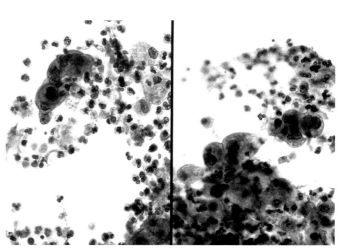

图 3.5a　急性肺炎［支气管肺泡灌洗（巴氏染色；高倍视野）］。急性肺炎患者的支气管肺泡灌洗液中显示大量中性粒细胞、泡沫样肺泡巨噬细胞和少量反应性肺细胞。如本例所示，渗出性肺炎通常是化脓性细菌感染的结果，如肺炎链球菌

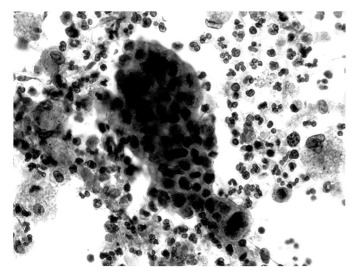

图 3.5b　急性肺炎［支气管肺泡灌洗（巴氏染色；高倍视野）］。急性渗出性肺炎的特征为大量中性粒细胞和散在的泡沫样巨噬细胞，以及黏性非典型上皮细胞簇。这些细胞可能是已脱落的反应性肺细胞，但其非典型程度可能导致误诊为癌症。需要仔细注意临床背景和影像学的相关性

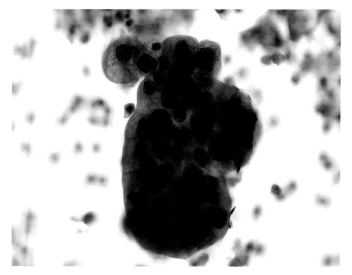

图 3.5c　急性肺炎［支气管肺泡灌洗（巴氏染色；高倍视野）］。一簇反应性肺细胞显示不同程度增大的细胞核，偶有核仁。细胞保持相对较低的核质比，有大量的空泡状细胞质。有时可能无法分辨这些变化是在肿瘤基础上发生的肺炎，还是剧烈的反应性变化。在这种情况下，急性感染消退后可能需要重复采样

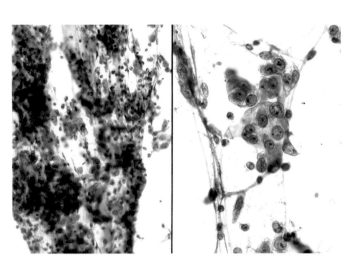

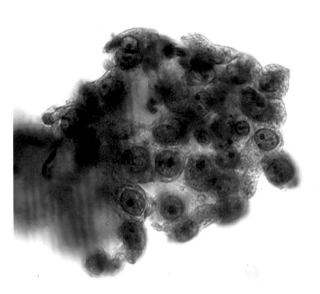

图3.6a　急性肺炎［支气管刷检（巴氏染色；高倍视野）］。急性肺炎患者的支气管刷检物中含有簇状和团块状表面上皮，并混有急性炎症（左图）。右图中可见上皮细胞的显著反应性变化。尽管有核变异性和明显的核仁，但核边界仍然光滑，核质比最低限度地升高

图3.6b　急性肺炎［支气管刷检（巴氏染色；高倍视野）］。本图从另一个视角显示了肺炎患者的反应性变化，特别是核增大，染色质开放，核仁明显。提示反应性过程的特征包括光滑的核边界和存在细胞-细胞边界

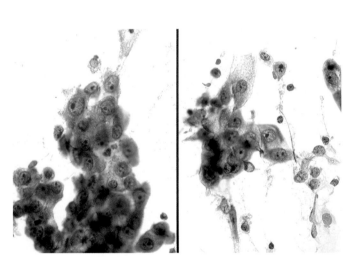

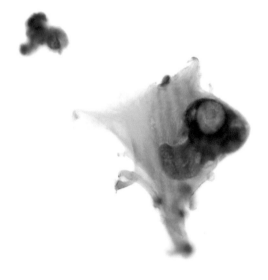

图3.6c　急性肺炎［支气管刷检（巴氏染色；高倍视野）］。可见伴发感染性肺炎的显著非典型增生（形态）。左图为一簇包含反应性支气管上皮细胞的凝聚物，其细胞质空泡化，细胞核增大，核仁明显。右图中央是一个可用于对比的有纤毛的良性支气管上皮细胞。这一内部对照显示了反应性细胞的增大程度

图3.7　辐射诱导的非典型增生［支气管肺泡灌洗（巴氏染色；高倍视野）］。多种恶性肿瘤的治疗、骨髓移植前的预处理，或较少见的环境暴露可导致对肺部的辐射。辐射损伤可能为急性或慢性，其对支气管细胞和肺细胞的细胞形态学影响相似。这些影响通常影响单个细胞，包括明显的核增大，通常是奇怪的核多形性、胞质内（甚至核内）空泡化（如图所示）和多核化。由于细胞质也会增大，核质比通常保持不变。细胞质多染性是辐射诱导的细胞异型性的另一种表现（本图未显示）

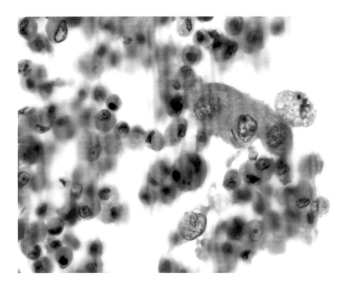

图 3.8a 白消安治疗效应［支气管肺泡灌洗（HE 染色；高倍视野）］。白消安是一种烷基磺酸盐化疗剂，用于治疗部分造血系统恶性肿瘤，并可用作骨髓移植前的调理剂。肺间质纤维化（"白消安肺"）是白消安治疗患者的一种毒性副作用。白消安还可引起全身非典型细胞学改变，包括细胞核增大、不规则核边界、粗颗粒染色质、大核仁和细胞质空泡化。在细胞块制备中可以观察到，在巨噬细胞和炎症细胞的背景下，细胞核增大、染色质不规则的非典型上皮样细胞非常突出

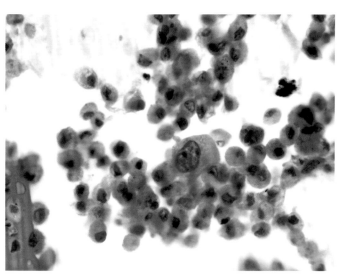

图 3.8b 白消安治疗效应［支气管肺泡灌洗（HE 染色；高倍视野）］。癌症患者可能存在免疫抑制，易患肺部感染。支气管肺泡灌洗可用于培养，样本中可见辐射和（或）化疗引起的变化。如果患者病史不明，这些细胞可能被怀疑为发育不良和（或）恶性肿瘤。本例中，非典型细胞有大量的细胞质，尽管其细胞核扩大，边界不规则，染色质粗糙

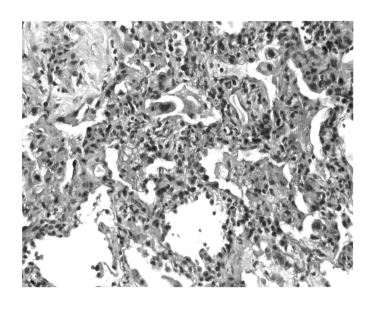

图 3.8c 化疗诱导的非典型增生［活体组织检查（HE 染色；高倍视野）］。化疗环境下的修复性改变可能与肿块样实变相关，并可能与恶性肿瘤有重叠的细胞学特征，如图所示。上皮细胞增大，核质比（细胞肿大）不变。核多形性和可变的深染性，核仁常见。在某些情况下，核分裂很容易识别。间质内有包含泡沫样组织细胞的淋巴浆细胞浸润，左上角为机化性肺炎。相反，恶性过程的组成细胞表现为粗糙染色质和明显的核膜不规则；可能有炎症，但以肿瘤细胞为主。另一个需要考虑的情况是病毒感染，在未进行病毒诊断性检查的情况下无法与化疗效果相区别

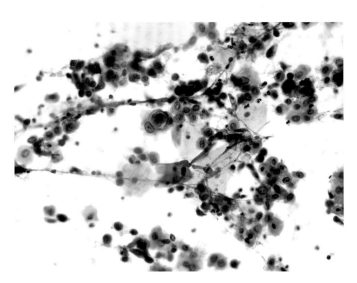

图 3.9a　鳞状上皮化生［痰（巴氏染色；高倍视野）］。气管支气管黏膜可因各种损伤而发生鳞状上皮化生。意外出现的具有致密鳞状细胞质和嗜橙性角质化的细胞可能导致考虑为发育不良的鳞状病变甚至鳞状细胞癌。视野中央可观察到鳞状细胞珠的形成。背景可见化生性鳞状细胞，它们微深染，但有规则的核边界和较低的核质比。图中不存在鳞状细胞癌常见的不规则细胞质扩展，细胞核大小的变化极小。鳞状上皮化生可见于支气管刷检和冲洗液、痰标本和支气管肺泡灌洗液

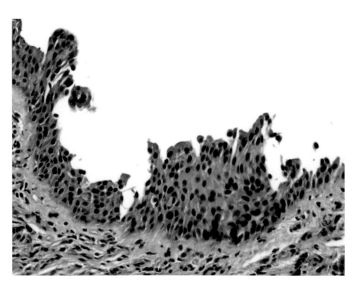

图 3.9b　支气管鳞状上皮化生［支气管内膜活检（HE 染色；低倍视野）］。支气管活检黏膜表面显示呼吸道上皮未完全成熟的鳞状上皮化生。表面细胞保持柱状细胞学形态，视野左下方有残留的黏蛋白空泡。吸烟者的支气管黏膜会发生鳞状上皮化生；虽然这可能是一种早期的癌前病变，但它可能持续数年而无进展，并可随着戒烟而消退

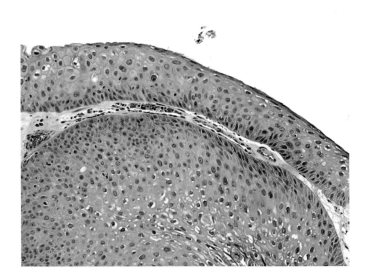

图 3.9c　轻度鳞状上皮异型增生［支气管内膜活检（HE 染色；低倍视野）］。该鳞状上皮化生过程已经完全取代了呼吸道上皮，并延伸至下方的上皮下导管。轻度异型增生表现为棘层肥厚、轻度细胞大小不等和多形性，基底区扩张至底部 1/3 的上皮细胞，表面成熟，基底层以上几乎无核分裂

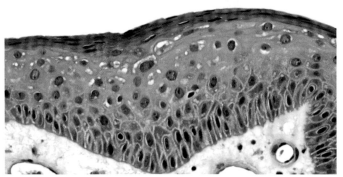

图 3.9d　轻度鳞状上皮异型增生［支气管内膜活检（HE 染色；高倍视野）］。高倍视野显示上皮下 1/3 的细胞呈垂直排列，中间区域 /"刺状"区域边界清晰，表面成熟，轻度角化不全。这种变化在吸烟者的支气管中并不少见，如果穿刺入淋巴结，可能会导致淋巴结经支气管针吸标本呈假阳性

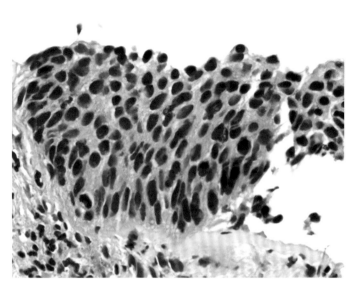

图 3.9e　原位鳞状细胞癌［支气管内膜活检（HE 染色；高倍视野）］。上皮细胞被不成熟的鳞状细胞全层取代，在整个病变部位有密集的深染细胞核垂直排列。所有组织学亚型的支气管癌患者都可能出现类似的黏膜变化；这种黏膜病变的随机取样（刷检、经支气管针吸、碎片活检）可能会导致对邻近腺癌或小细胞癌的组织学亚型的混淆

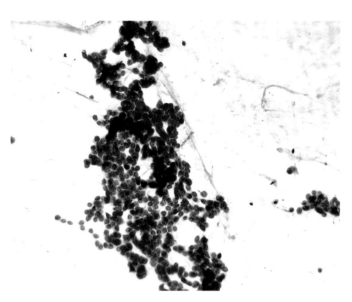

图 3.10a　储备细胞增生［支气管刷检（巴氏染色；中倍视野）］。支气管储备细胞增殖是表面上皮损伤的反应性改变。在某些情况下，细胞的增殖非常活跃，类似于肿瘤形成过程。储备细胞的体积通常较小，核质比高，这可能被误以为是小细胞癌的表现

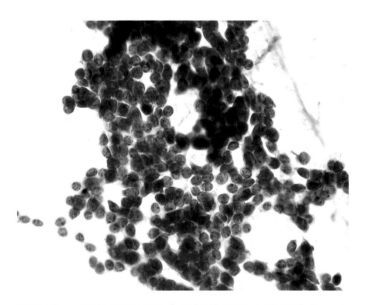

图 3.10b　储备细胞增生［支气管刷检（巴氏染色；中倍视野）］。通过仔细观察，储备细胞染色质淡染，可能有小的染色中心。虽然细胞核相互挤压（这是小细胞癌的特征），但细胞核大小几乎没有变化，无核碎裂和核分裂，无小细胞癌中常见的"涂片伪影"

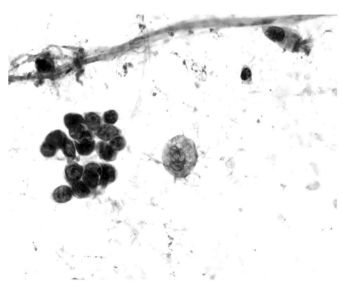

图 3.10c　储备细胞增生［支气管刷检（巴氏染色；中倍视野）］。与纤毛支气管呼吸道上皮细胞和肺泡巨噬细胞相比，储备细胞体积较小。在许多情况下，储备细胞增生是局灶性发现，观察到这些细胞会使医生将其视为良性而不是小细胞癌的局灶性样本

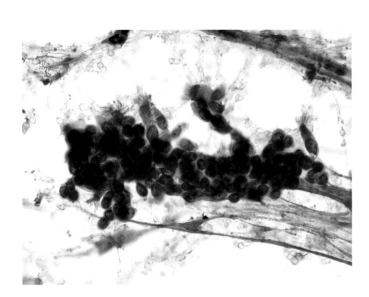

图 3.10d　储备细胞增生［支气管刷检（巴氏染色；中倍视野）］。如果检查更多的区域，可以观察到与储备细胞相邻的上覆纤毛呼吸道上皮细胞。这证实了这些小细胞为良性。图中可见纤毛细胞和储备细胞的染色质质量和核大小相似。储备细胞没有纤毛，含有的细胞质比上皮细胞少

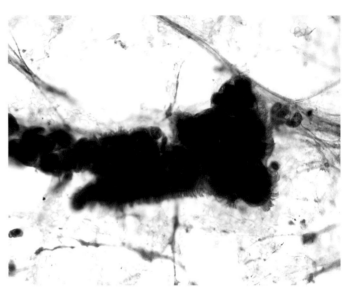

图 3.11a　储备细胞增生［支气管刷检（巴氏染色；中倍视野）］。图内片段明确为良性，因为边缘明显含有丰富的纤毛。然而，片段中间可见细胞密集且深染，在本例中提示储备细胞增生。如果不能清晰识别纤毛，扁平的终板可能提示这些细胞是良性细胞。否则，它们可能被怀疑为癌细胞

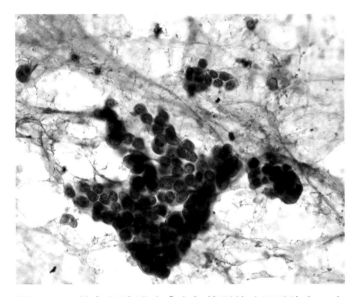

图 3.11b　储备细胞增生［支气管刷检（巴氏染色；中倍视野）］。本图中的纤毛不能被清晰识别，鉴于在视野底部看到的平坦边缘，这些细胞可能是良性支气管呼吸道上皮细胞。该片段具有多层的性质表明储备细胞也有增殖，但此处细胞核重叠不多，鉴别诊断可能包括腺癌而不是小细胞癌。可见染色质淡染，表明这些细胞不是癌细胞

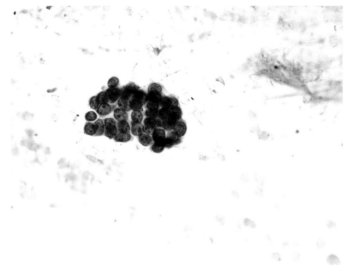

图 3.11c　储备细胞增生［支气管刷检（巴氏染色；中倍视野）］。这些储备细胞的细胞质很少，但染色质的特征使小细胞癌不太可能被误诊。鉴别诊断应包括分化良好的腺癌，应仔细审查整个标本和临床影像学结果

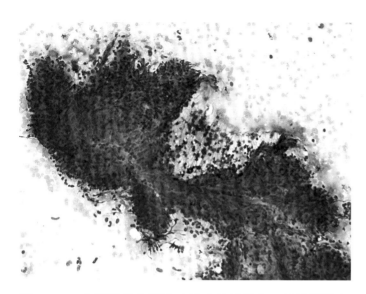

图 3.12a　非坏死性肉芽肿（迪夫快速染色；低倍视野）。肺部肉芽肿性炎症是机体对传染病、异物和特发性原因的反应。在后者中，肺结节病是细胞病理学中最常见的疾病之一，超过 90% 的结节病患者存在肺部受累。实质性肺疾病患者可能有或没有肺门腺病。非坏死性肉芽肿在支气管内超声引导下的细针穿刺抽吸涂片或经支气管穿刺抽吸物中分散为大小和形状不同的单个碎片。如图所示，由于上皮样组织细胞的高度细胞性，这些细胞紧密聚集，通常呈三维微碎片状。淋巴细胞通常伴随着这些细胞簇，有时还可观察到多核巨细胞。根据定义，诊断非坏死性肉芽肿必须排除导致肉芽肿性炎症的其他原因，如真菌、抗酸杆菌和寄生虫感染

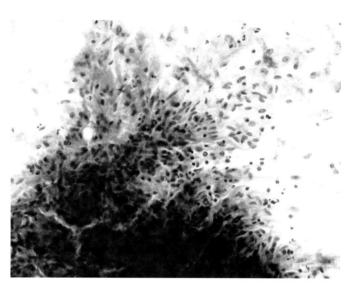

图 3.12b　非坏死性肉芽肿（巴氏染色；中倍视野）。结节病是一种可见于所有种族和几乎所有年龄段的全球性疾病。在图中非坏死性肉芽肿的边缘，上皮样组织细胞合胞体簇表现为低染色或正常染色、卵圆形和椭圆形 / 纺锤形核以及均匀分散的染色质。适度丰富的细胞质交叠形成合胞体细胞簇。尽管图片顶部附近有少量小淋巴细胞，但没有坏死性急性炎症浸润和细胞坏死

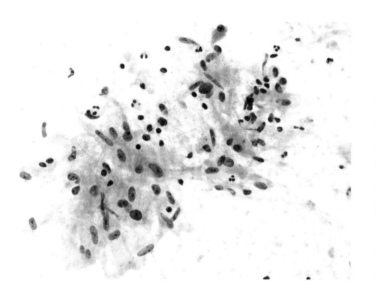

图 3.12c　非坏死性肉芽肿（巴氏染色；高倍视野）。高倍视野下，上皮样组织细胞松散地聚集在一起，突显了这些细胞体积较大及其特有的细长 / 椭圆形核轮廓。这些细胞的细胞核有许多稀奇古怪的形容词，包括"回力镖""香蕉"和"沙滩上的足迹"，因为部分细胞核的一侧有轻微的凹痕。当与图 3.12a 比较时，可发现这些非坏死性肉芽肿的大小差异。当非坏死性肉芽肿如此之小时，鉴别诊断主要考虑取样纵隔淋巴结，以便与树突状淋巴细胞聚集区分开。树突状细胞有较长的胞质突起，但缺少上皮样组织细胞所具有的细长且常呈凹陷的细胞核

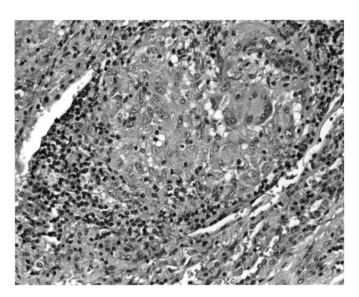

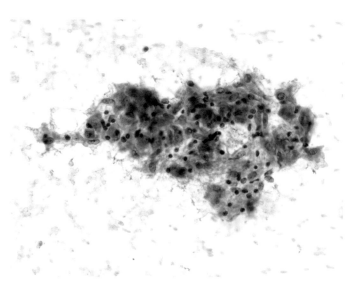

图 3.12d　肉芽肿［活体组织检查（HE 染色；高倍视野）］。结构良好的肉芽肿由巨噬细胞聚集而成，胞质呈空泡状嗜酸性（"上皮样"改变），细胞核呈豆状，染色质开放，核仁呈脆性点状；可能存在核褶皱。肉芽肿右侧边缘可见多核巨噬细胞（巨细胞）。淋巴细胞的外周边缘有混合浆细胞。生物染色可揭示病因。在小的活检标本和细胞学标本中，鉴别诊断应考虑神经内分泌肿瘤（高核质比、较少开放的染色质、突触小泡蛋白和嗜铬粒蛋白阳性）、原发性和转移性上皮样肿瘤（角蛋白、其他）和脑膜上皮结节（轮生；上皮膜抗原和孕激素受体阳性，突触小泡蛋白阴性）

图 3.13a　结节病［细针穿刺抽吸（巴氏染色；中倍视野）］。图示肉芽肿性炎症由上皮样组织细胞和均匀的小淋巴细胞组成。组织细胞紧密聚集在一起，胞质浑浊，但背景中无坏死碎片。结节病的鉴别诊断包括感染、吸入异物和间质性肺疾病。结节病的诊断应基于临床和病理学结果，且必须排除感染

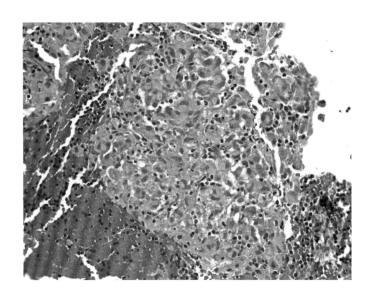

图 3.13b　结节病［细针穿刺抽吸（HE 染色；中倍视野）］。本图显示了典型的结节型肉芽肿的组织学特征：上皮样组织细胞与淋巴细胞混合成小的、非坏死性聚集物。图中可见组织细胞有丰富的粉红色细胞质和一些色素包涵体。结节病通常见于年轻女性，非洲裔美国人更易感

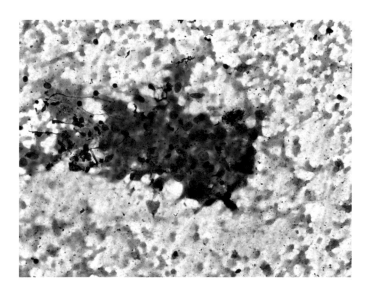

图 3.13c　结节病［细针穿刺抽吸（迪夫快速染色；高倍视野）］。迪夫快速染色涂片显示结节病患者的单个上皮样肉芽肿。在组织细胞的细胞核中可见大量破碎的淋巴细胞，呈深蓝色细条纹。背景无坏死，只有散在的小淋巴细胞。在肺部，结节病可表现为肺门腺病，伴或不伴肺小结节，但随着时间的推移可发展为肺纤维化

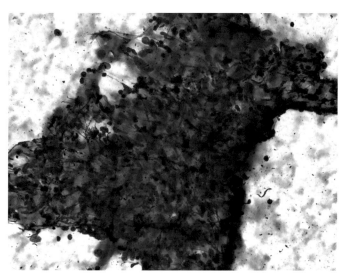

图 3.13d　结节病［细针穿刺抽吸（迪夫快速染色；高倍视野）］。高倍视野显示卵圆形组织细胞核散布在破碎的淋巴细胞中。这些细胞核最易沿着聚集体的周围被找到，且可通过其圆形至椭圆形、开放染色质和单个核仁被识别。巨细胞可能是肉瘤相关肉芽肿的特征，尽管在本图中未观察到。结节病通常是一种全身性疾病，可影响肝、肺、脾、骨和皮肤等

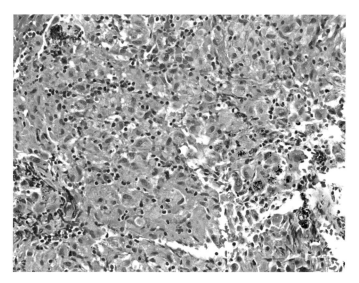

图 3.14a　结节病［细针穿刺抽吸（HE 染色；中倍视野）］。细胞块图像再次显示结节病相关肉芽肿的组织学特征：紧密的上皮样组织细胞，粉红色胞质，伴有主要由 T 淋巴细胞组成的淋巴细胞浸润，无坏死征象。星状体（即巨细胞内的星状包涵体）可见于结节病患者，但对诊断没有特异性。结节病的组织细胞内也可见炭疽色素。结节病的病因目前仍不清楚，但结节病可能是由环境暴露引起的免疫反应改变

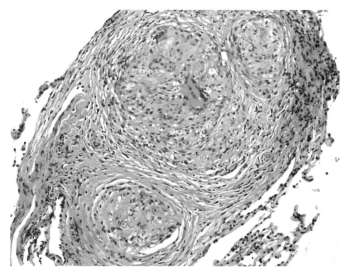

图 3.14b　结节病［支气管活体组织检查（HE 染色；低倍视野）］。在经支气管活体组织检查样本中，3 个非坏死性上皮样肉芽肿组成的支气管周围成簇显示了结节病的典型特征。最大的肉芽肿中有两个多核细胞。底部肉芽肿周围有一圈瘢痕组织。肉芽肿合并形成瘢痕，可形成 ≥ 1 cm 的结节，有时类似于肿块病变。应始终通过染色和培养来排除肉芽肿性感染

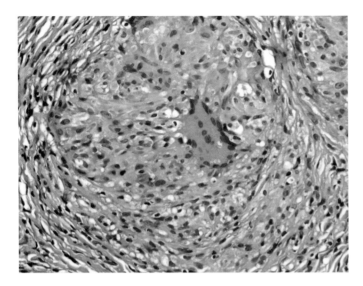

图 3.14c　结节病［支气管活体组织检查（HE 染色；高倍视野）］。组成结节病样肉芽肿的组织细胞有丰富的嗜酸性胞质和饱满、开放的细胞核（因此被称为上皮样细胞）。在细针穿刺抽吸或剥脱样本中，它们可能类似于上皮化过程，包括癌。上皮样组织细胞有细长或豆状细胞核，常有沟槽和丰富的空泡状细胞质；核分裂罕见。免疫组织化学染色（CD68 ＋，角蛋白－）对可疑病例有帮助

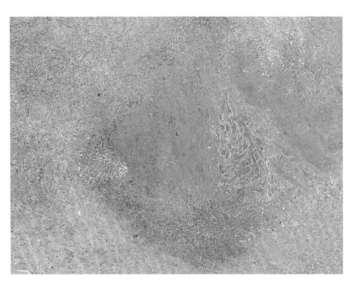

图 3.15a　类风湿结节［支气管活体组织检查（HE 染色；低倍视野）］。类风湿结节有坏死中心和栅栏状组织细胞的不完整边缘。左侧可见混合淋巴细胞的外缘。偶尔可见邻近淋巴细胞性血管炎。类风湿结节通常发生在胸膜下。必须仔细排除肉芽肿性感染；某些情况下可能需要进行分枝杆菌聚合酶链反应（PCR）

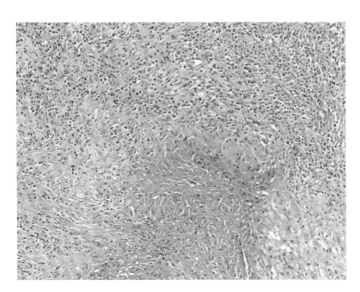

图 3.15b　类风湿结节［楔形活体组织检查（HE 染色；高倍视野）］。即将坏死的区域为高嗜酸性粒细胞。图中央左侧可见栅栏状组织细胞灶。图中央右侧可见多核组织细胞。图顶部为淋巴细胞的外缘

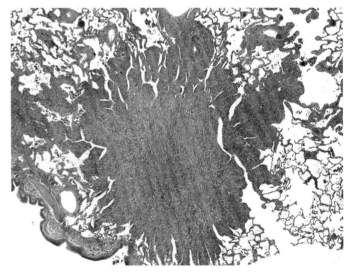

图 3.16a　尘斑［活体组织检查（HE 染色；低倍视野）］。在晚期肺尘埃沉着病中，纤维性结节直径可达 1 cm 或更大，并形成肿块病变。图中煤炭工人肺内的斑点是由组织细胞组成的星状集合体，中央有一个小瘢痕。低倍视野下呈星形排列提示朗格汉斯细胞组织细胞增生症［Langerin（＋）、S100（＋）、CD1a（＋）］

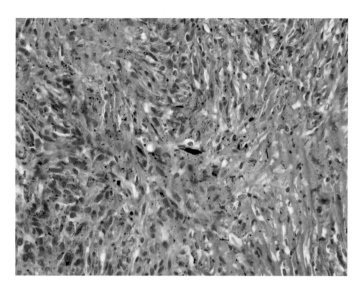

图 3.16b 尘斑［活体组织检查（HE 染色；高倍视野）］。高倍视野下，斑点由梭形和上皮样组织细胞组成，背景胶原丰富。存在块状和颗粒状煤炭物质。这些患者巨噬细胞功能受损，分枝杆菌感染风险增加，因此建议进行抗酸杆菌（AFB）染色

图 3.16c 尘斑［活体组织检查（极化 HE 染色；低倍视野）］。尘斑的极化通常显示出大量可极化颗粒，需要专门的技术进一步识别这些颗粒。大多数粉尘暴露为混合性；二氧化硅是常见的成分

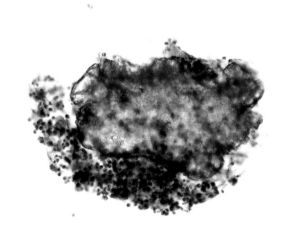

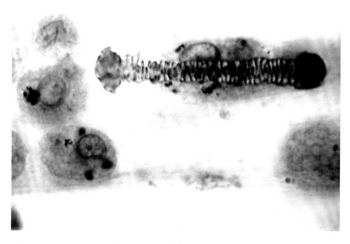

图 3.17 吸入的花生［支气管灌洗（巴氏染色；中倍视野）］。支气管冲洗液中有一片棕褐色、可折射的无定形物质，周围有组织细胞、淋巴细胞、中性粒细胞和散在的红细胞。该物质似乎为异物。吸入的异物可能不易识别，但结合临床病史和摄入史可能有帮助。本例中的物质随后被确定为花生

图 3.18a 石棉小体［支气管肺泡灌洗（巴氏染色；高倍视野）］。石棉小体为哑铃状，呈金棕色。石棉小体由石棉纤维形成，并覆有富含铁的蛋白质基质。铁使其呈现出金棕色，若诊断存疑，铁染色可用来突出石棉小体。在组织中，石棉小体可伴有支气管周围、肺和胸膜组织纤维化

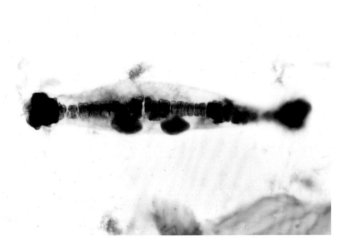

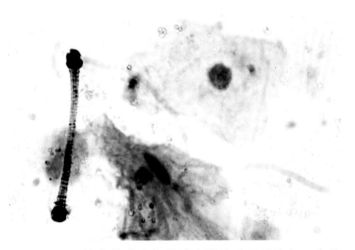

图 3.18b 石棉小体 [支气管肺泡灌洗（迪夫快速染色；高倍视野）]。图中可见石棉小体外观呈薄的串珠状，末端有两个较大的隆起。小体看似在组织细胞内。石棉小体可能存在于伴有纤维化的周围肺组织中，但在接触石棉较多的患者中，石棉小体会出现在痰中，在淋巴结中也有报道。接触石棉的患者可能无症状，或可能出现严重呼吸困难和限制性肺病

图 3.18c 石棉小体 [支气管肺泡灌洗（巴氏染色；高倍视野）]。图中可见串珠状和哑铃状的石棉小体紧邻剥落的浅表鳞状细胞。真正的石棉小体有一个沿长轴方向有串珠状沉积的细、薄、脆弱的核心，两端膨大，形成特征性外观。鉴别诊断包括其他物质暴露（如煤尘）导致的含铁小体。其他小体缺乏石棉小体的脆弱的核心

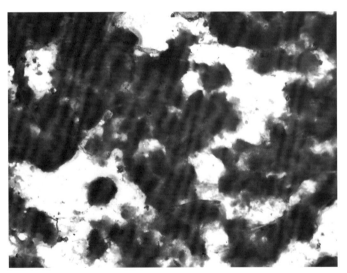

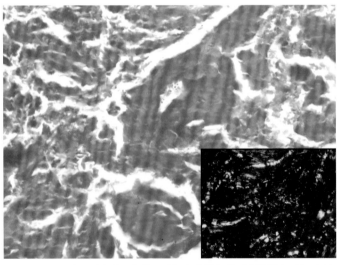

图 3.19a 淀粉样物质 [细针穿刺抽吸（迪夫快速染色；中倍视野）]。肺淀粉样变分为全身型和局部型。在肺中，肺淀粉样变进一步分为气管支气管型、结节型、弥漫性肺泡隔型和胸膜型。结节型类似于肿瘤或肉芽肿性疾病，通常是孤立的。这些结节状沉积物的平均直径为 3 cm，部分直径超过 10 cm。涂片可见细胞极少，可能无细胞，且含有污迹，存在部分"玻璃状或蜡状"的无细胞物质分散在不规则形状的碎片中。在罗氏染色（Romanowsky stain）涂片中，淀粉样物质呈浓密的嗜碱性。通常无肺泡蛋白沉积症中的球状体

图 3.19b 淀粉样物质 [细针穿刺抽吸（刚果红特殊染色；中倍视野）]。结节型肺淀粉样物质可能与肺淋巴瘤和淋巴样间质性肺炎有关。在刚果红染色的玻片中，淀粉样物质呈明显的红橙色。荧光偏振免疫分析显示预期的黄绿色双折射（插图）。淀粉样结节（淀粉样瘤）可能发生钙化、骨化和多核巨细胞反应，所有这些改变均可通过对病变的细针穿刺抽吸物获得

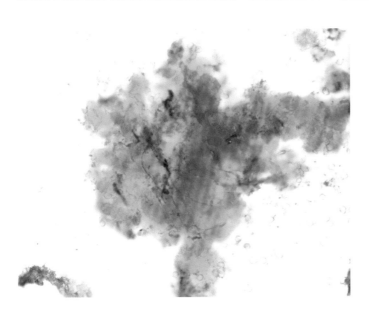

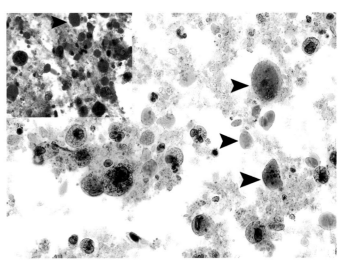

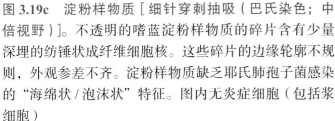

图 3.19c 淀粉样物质［细针穿刺抽吸（巴氏染色；中倍视野）］。不透明的嗜蓝淀粉样物质的碎片含有少量深埋的纺锤状成纤维细胞核。这些碎片的边缘轮廓不规则，外观参差不齐。淀粉样物质缺乏耶氏肺孢子菌感染的"海绵状／泡沫状"特征。图内无炎症细胞（包括浆细胞）

图 3.20a 肺泡蛋白沉积症［支气管肺泡灌洗（巴氏染色；中倍视野）］。致密的嗜蓝蛋白质物质（箭头）的表面活性颗粒散布在脱细胞碎片和巨噬细胞中。这些致密颗粒不存在于外源性类脂性肺炎（可与肺泡蛋白沉积症相鉴别）中。PAS 染色（插图）显示了经淀粉酶消化后 PAS 染色阳性的颗粒物。这种颗粒物的黏蛋白和刚果红染色为阴性，但脂质（油红 O）染色可能为阳性。更具特异性的检测包括对这些颗粒进行表面活性物质载脂蛋白（如表面活性剂蛋白 A）的免疫组织化学染色。偶尔可观察到平板状胆固醇结晶（本图中未发现）

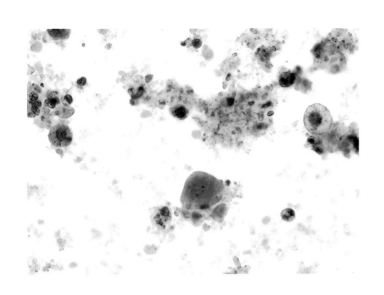

图 3.20b 肺泡蛋白沉积症［支气管肺泡灌洗（巴氏染色；高倍视野）］。肺泡蛋白沉积症是一种罕见的疾病，分为特发性原发性（90%）、继发性和先天性。将细胞病理学与影像学相结合有助于诊断，影像学表现为典型的严重肺水肿"蝴蝶征"，这是由大量表面活性物质积聚所致。图内显示了大量无定形颗粒碎片，偶尔有含色素的巨噬细胞和少量颗粒物。大体检查可见液体呈浑浊、乳白色，甚至化脓，通常伴有可见的絮状物质

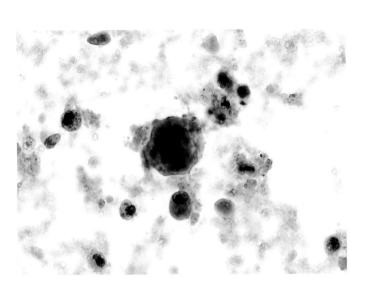

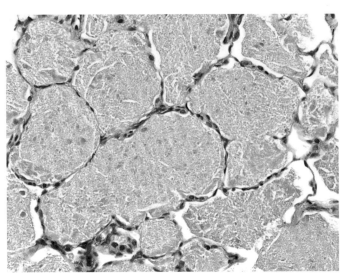

图 3.20c　肺泡蛋白沉积症［支气管肺泡灌洗（巴氏染色；高倍视野）］。肺泡蛋白沉积症的支气管肺泡灌洗液标本通常缺乏支气管细胞，主要由巨噬细胞组成，这些巨噬细胞内和细胞外含有不同颜色的颗粒状物质。肺泡蛋白沉积症的灌洗液质地粗糙，缺乏耶氏肺孢子菌感染时肺泡渗出液的泡沫状"肥皂泡"特征。肺泡蛋白沉积症中微生物的戈莫里六胺银染色（GMS）呈阴性。本图中无其他炎症细胞（如淋巴细胞和中性粒细胞），有助于排除肺炎。嗜酸性粒细胞曾在 1 例偶发患者中被描述

图 3.20d　肺泡蛋白沉积症［活体组织检查（HE 染色；高倍视野）］。肺泡腔被粗颗粒、少细胞、明亮的嗜酸性物质填充和扩张，偶尔有裂缝，由表面活性物质和退化的巨噬细胞组成。可有轻微炎症或无炎症。该物质呈明亮的过碘酸希夫（PAS）反应和 PAS- 淀粉酶阳性。肺泡蛋白沉积症应与渗出性水肿（苍白、非颗粒状、PAS 阴性）、早期弥漫性肺泡损伤（明亮的嗜酸性、PAS 阴性）和与肺孢子菌感染相关的泡沫状渗出物（PAS 阴性、GMS 阳性）区分开来

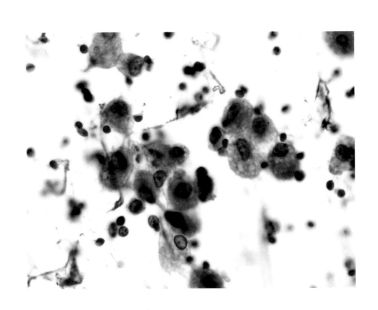

图 3.21a　脂性肺炎［支气管肺泡灌洗（巴氏染色；高倍视野）］。大量泡沫状巨噬细胞呈松散团簇状。部分细胞的细胞核略弯曲，呈连字符形，提示其来源于组织细胞。细胞质中充满了含有未知物质的小空泡。针对铁、黏蛋白和脂质的特殊染色有助于识别巨噬细胞中含有的常规染色不易识别的物质

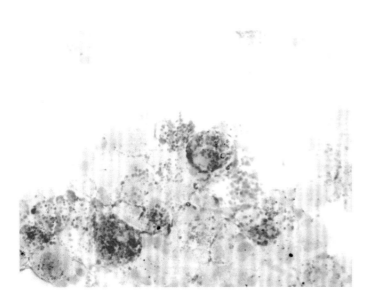

图 3.21b 脂性肺炎［支气管肺泡灌洗（油红 O 染色；高倍视野）］。该涂片经风干处理，然后用油红 O 染色，以便保存涂片中的所有脂质物质，然后通过油红 O 染色突出显示。巨噬细胞中包含的脂质空泡呈红色，证明这些肺泡巨噬细胞已暴露于脂质中，这在气道中是不正常的。本例患者长期使用含有凡士林的医疗产品，随着时间的推移，凡士林进入其气道

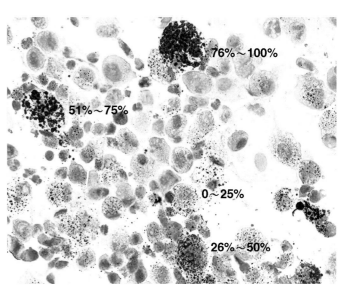

图 3.21c 富含脂质的肺泡巨噬细胞［支气管肺泡灌洗（油红 O 特殊染色；高倍视野）］。肺泡巨噬细胞中存在脂质为异常表现，可能由气管食管瘘或抽吸引起。由于在常规细胞学制片中会去除脂质，因此油红 O 的特殊制片可检测脂质物质（呈红色）。该视野显示肺泡巨噬细胞对油红 O 呈不同程度的阳性反应

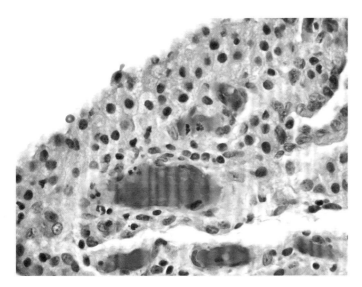

图 3.22a 反应性间皮细胞［楔形切除术（HE 染色；高倍视野）］。胸膜损伤后可能发生纤维蛋白性胸膜粘连。本图中，反应性间皮细胞随周围血管和慢性炎症而增殖。反应性细胞较大且不典型，形成复杂的上皮结构，但不会侵入胸壁脂肪组织或肺实质。图片底部显示正常胸膜和少量肺外周组织

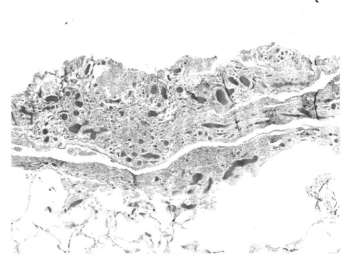

图 3.22b 反应性间皮细胞［楔形切除术（HE 染色；低倍视野）］。反应性间皮细胞（图上方）比正常脏胸膜（图下方）大得多。反应性间皮细胞的胞质呈粉红色，核增大并呈圆形至椭圆形，染色质开放，可见核仁。部分细胞的核膜轻微不规则（褶皱、沟槽），表面增厚，细胞有些紊乱。图内可见急性和慢性的混合炎症细胞。反应性间皮细胞之间偶有"窗口"或间隙

感染性肺部病变

4

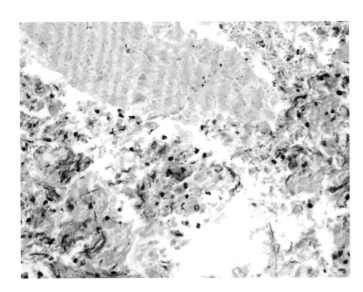

图 4.1a 结核病 [细针穿刺抽吸（HE 染色；高倍视野）]。该组织来自于一位纯蛋白衍化物（PPD）试验阳性女性患者的右肺尖空洞型病灶，此患者通过家庭成员感染结核病。视野中包含坏死组织和巨噬细胞。存在伴有肉芽肿性炎的坏死组织提示微生物感染，特别是分枝杆菌和酵母菌，应针对这些微生物进行染色

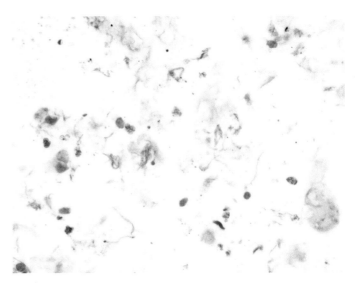

图 4.1b 结核病 { 细针穿刺抽吸 [齐-内（Ziehl-Neelsen）特殊染色；高倍视野]}。齐-内染色是一种用于检测分枝杆菌和其他抗酸微生物的抗酸染色法。由于此染色方法直接检出病原体的敏感性低，因此在进行涂片检查的同时也应进行培养，且怀疑结核病但抗酸染色阴性的患者不能排除诊断。此例中，微生物染色后显示为桃红色。这些微生物"缠绕"在一起，形成细小的条索状结构

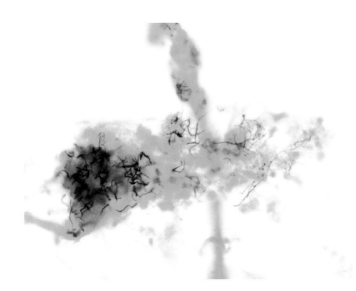

图 4.2 诺卡菌属 [支气管肺泡灌洗（GMS 特殊染色；高倍视野）]。肺诺卡菌病由感染星形诺卡菌或巴西诺卡菌引起，最常见于免疫力低下的患者。该微生物通常存在于土壤中，可附着于空气中的微尘而被吸入。诺卡菌为革兰氏阳性且具有分支的弱抗酸性细菌，呈杆状生长。本图中，微生物在 GMS 染色下显现

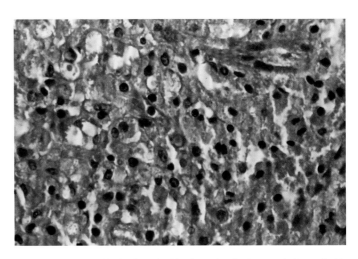

图 4.3a 马红球菌 [支气管肺泡灌洗（HE 染色；高倍视野）]。如图所示，马红球菌感染可形成软化斑。视野中央可见弥散分布的组织细胞，胞浆丰富，呈粉红色颗粒状，其中 Michaelis-Gutmann 小体（胞质内圆而薄的包涵体）最为明显。其他细菌感染（大肠埃希菌、变形杆菌属）也可形成软化斑

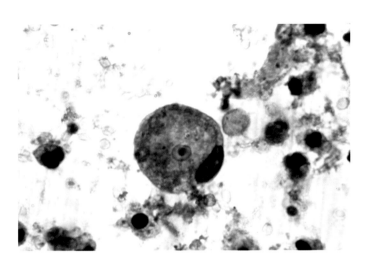

图 4.3b　马红球菌［支气管肺泡灌洗（巴氏染色；高倍视野）］。在巴氏染色的抽吸物样本中，Michaelis-Gutmann 小体更易被发现，即该视野中大的、颗粒状组织细胞中央的胞质内薄片状包涵体。Michaelis-Gutmann 小体由细胞内钙和铁累积而成，此现象被认为是细胞对微生物的一种反应

图 4.3c　马红球菌［支气管肺泡灌洗（迪夫快速染色；高倍视野）］。马红球菌是部分抗酸的革兰氏阳性菌，可见于组织细胞的胞质内，易被误认为是真正的抗酸菌。马红球菌感染最早见于牲畜（尤其是马驹），但它也是人类致病菌，特别是对于免疫力低下的个体。马红球菌这一名称来源于细菌培养中产生的红色色素

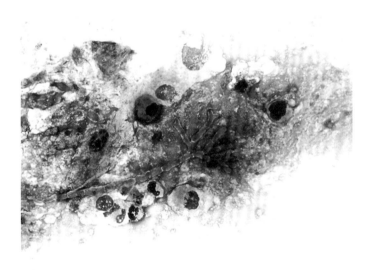

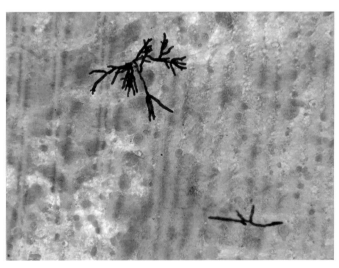

图 4.4a　曲霉［支气管冲洗（迪夫快速染色；高倍视野）］。此支气管冲洗液的高倍视野下显示典型的曲霉属。图中可见此霉菌具有细小的、呈锐角的分支且有隔膜的菌丝，以炎症细胞为背景。肺曲霉病有多种类型，从定植于既往存在的空洞病灶（"真菌球"）或气道（"支气管中心性肉芽肿病"）到过敏性疾病，再到有潜在致命性的血管侵袭性疾病

图 4.4b　曲霉［支气管冲洗（Gram-Weigert 染色；高倍视野）］。本图来自于另一个支气管冲洗液标本，再次显示了曲霉的形态学特征：带有细而呈锐角的分支、有隔膜的菌丝。形态学提示可诊断曲霉属，但由于其他真菌种类可能具有相似的形态，因此最终诊断应基于微生物学检查

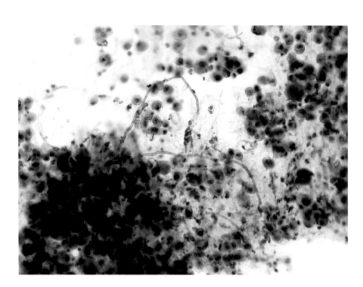

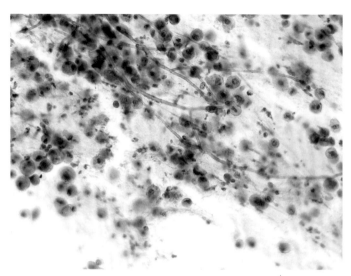

图 4.4c　曲霉［支气管肺泡灌洗（巴氏染色；高倍视野）］。该支气管肺泡灌洗液标本清晰地显示了被坏死组织碎片、中性粒细胞及肺泡内巨噬细胞包绕的弓形真菌细菌丝。视野中央可能是一个子实体，有孢子形成，形似扫帚头。曲霉亦可能是呼吸道污染物，但菌丝伴有炎症反应和坏死支持曲霉感染的诊断

图 4.4d　曲霉［支气管肺泡灌洗（巴氏染色；高倍视野）］。本图显示了纤细的、带有隔膜且具有 45° 分支菌丝的曲霉，常伴随中性粒细胞和肺泡巨噬细胞出现。侵袭性曲霉病常与 T 细胞免疫力下降有关，特别是器官移植的受者和接受化疗的白血病患者

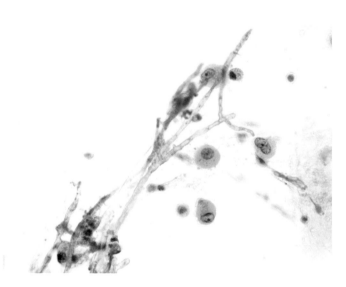

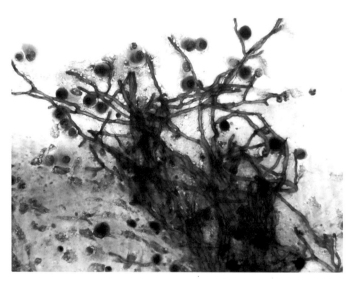

图 4.5a　曲霉［支气管肺泡灌洗（巴氏染色；高倍视野）］。高倍视野下的曲霉菌丝有薄的分隔和清晰的锐角分支。同时可见肺泡巨噬细胞和慢性炎症细胞。侵袭性肺曲霉病通常以血管为中心，病理切片的典型表现为血管内血栓形成及菌丝侵入管壁

图 4.5b　曲霉［支气管肺泡灌洗（迪夫快速染色；高倍视野）］。本图为迪夫快速染色后的支气管肺泡灌洗液高倍视野图，主要可见杂乱缠绕的真菌菌丝。图中顶部易见细且具有隔膜的呈锐角分支的菌丝。背景细胞以肺泡巨噬细胞为主，伴有炎症细胞和蛋白质液体。这一系列的病理发现最符合曲霉属。变应性支气管肺曲霉病可见于有潜在哮喘和 IgE 介导的真菌反应的患者，可发展为伴有肉芽肿形成的慢性炎症

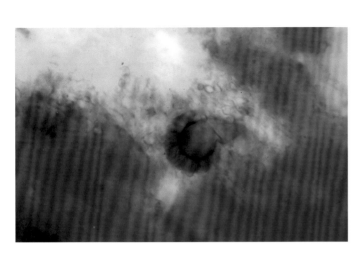

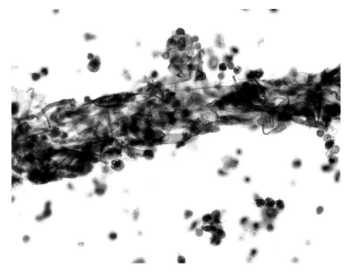

图 4.5c 曲霉子实体［支气管冲洗（巴氏染色；高倍视野）］。虽然大多数细胞学样本只能观察到曲霉属的菌丝，但在来自空洞或气道的样本中偶尔可以见到子实体。在本例中，分生孢子梗末端为瓶状囊泡，囊泡周围排列着瓶梗和分生孢子。虽然通过细胞学样本对曲霉进行分型难度较大且通常不必要，但本图中的形态学特征明显提示曲霉属真菌；在未观察到囊泡的情况下，45°分支且有隔膜的菌丝对曲霉属真菌来说无特异性，因其也可存在于其他真菌中，即使曲霉属真菌是免疫功能低下患者的常见病原体，亦不可凭此诊断

图 4.6a 毛霉菌［支气管肺泡灌洗（巴氏染色；高倍视野）］。支气管肺泡灌洗标本可见铁锈色、无隔膜的"带状"菌丝聚集，像一条小溪流过视野的中心。这些菌丝呈 90° 分支。背景中有散在分布的肺泡巨噬细胞、中性粒细胞和红细胞。这些观察结果都提示接合菌感染的诊断，这是一种通常见于细胞免疫功能降低和糖尿病患者的血管侵袭性真菌病，可能会迅速导致患者死亡。肺部感染是通过吸入环境中的孢子而导致，表现为出血性肺炎

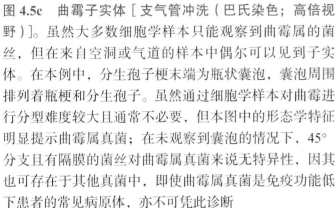

图 4.6b 毛霉菌［经支气管活体组织检查（HE 染色；低倍视野）］。此芯针穿刺活检组织来自于一位近期体重减轻的老年患者的经 PET 检出的直径为 3.6 cm 的有毛刺的肿块。图片右上方可见伴有反应性改变的炎症实质。图片底部中央是单独聚集的菌丝和炎症细胞。慢性无痛性感染常伴有不规则的外周纤维化，可能会出现"毛刺征"的影像学表现

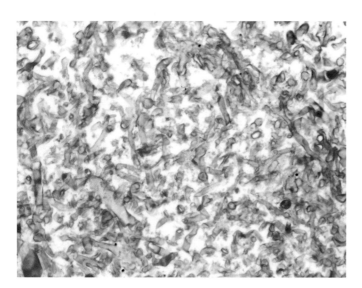

图 4.6c　毛霉菌｛经支气管活体组织检查［过碘酸希夫（PAS）- 淀粉酶特殊染色；高倍视野］｝。菌丝较宽且具有少量隔膜，细胞壁不平行、不规则，且菌丝呈 80°～90° 分支。此特征就像扁平的带状聚集体，最符合接合菌。在活检之前，影像学更倾向于恶性肿瘤，且并未从该组织中培养出真菌。在这种临床背景下，反应性 / 修复性上皮细胞可能使人们考虑鳞状细胞癌，除非仔细评估分离出的嵌有炎症细胞的菌丝聚集体

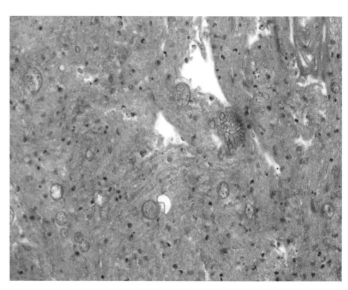

图 4.7a　粗球孢子菌［细针穿刺抽吸（HE 染色；高倍视野）］。此细胞块标本显示坏死组织包绕着大小不一的真菌球和一个带有许多子囊的成熟生殖球（中右）。带有子囊的生殖球是球孢子菌感染的标志性特征。球孢子菌在美国西南部以及墨西哥和中美洲流行

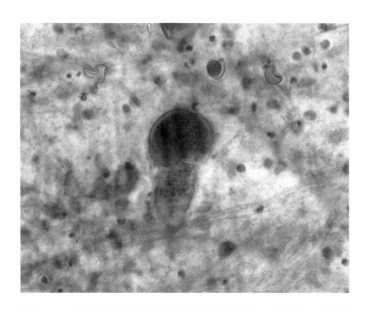

图 4.7b　粗球孢子菌［细针穿刺抽吸（巴氏染色；高倍视野）］。在巴氏染色下，可见球孢子菌生殖球内的子囊。视野中央可见带有大量微小子囊的蘑菇状生殖球。由于周围散在分布真菌球和炎症细胞，慢性粗球孢子菌感染可致肺部肿块，临床上类似于结核病和恶性肿瘤

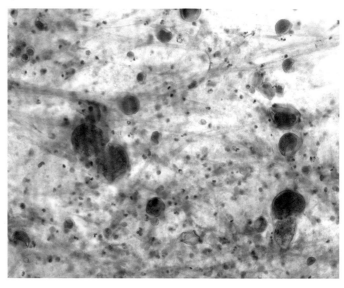

图 4.7c　粗球孢子菌［细针穿刺抽吸（巴氏染色；高倍视野）］。可见大小不一、交错排列的真菌，并伴有具诊断价值的充满子囊的生殖球。此图背景是典型的感染征象，具有活动性炎症和坏死组织碎片。粗球孢子菌感染常致肺部坏死性肉芽肿性炎

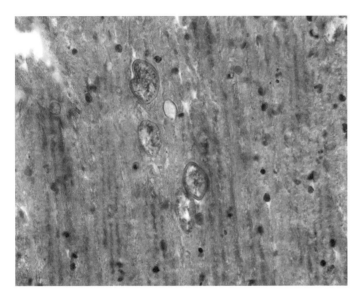

图 4.7d 粗球孢子菌 [细针穿刺抽吸（HE 染色；高倍视野）]。视野中央可见多种粗球孢子菌的真菌形态，但缺少具有特征性和诊断性的充满子囊的生殖球。与之不同，图中还可见椭圆、交错排列且具有细胞壁和蓝色中心的成熟真菌形态，周围有炎症和坏死。球孢子菌感染可致亚临床疾病（无症状性疾病），在少数病例中可导致伴有发热、胸痛、结节性红斑和肺部受累的急性疾病（"圣约阿希姆谷热"）

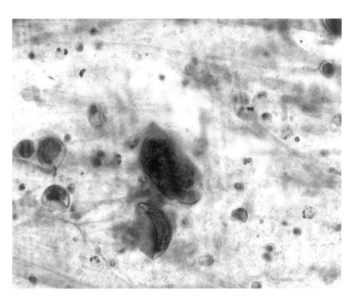

图 4.7e 粗球孢子菌 [细针穿刺抽吸（巴氏染色；高倍视野）]。图中大小不一、带有多个 $2 \sim 5\ \mu m$ 内生孢子的真菌球是粗球孢子菌感染的特征性表现。人通过吸入真菌孢子而致病，真菌孢子在体内进一步形成含有许多内生孢子的多核真菌球

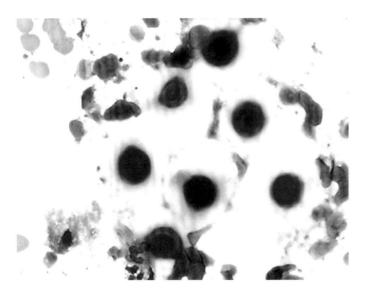

图 4.8a 新型隐球菌 [细针穿刺抽吸（迪夫快速染色；高倍视野）]。在此经迪夫快速染色的抽吸物中，易见隐球菌感染的病原微生物，即具有厚黏液样荚膜的 $4 \sim 7\ \mu m$ 的酵母菌。图片底部可见毗邻的中性粒细胞。酵母菌在部分区域呈"交错状"。在免疫力低下的患者中，隐球菌感染可呈现为黏液性肺炎

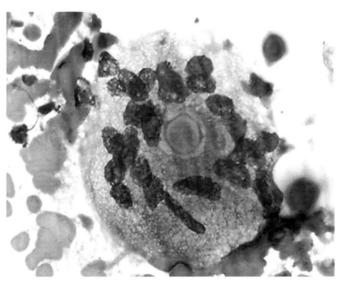

图 4.8b 新型隐球菌 [细针穿刺抽吸（迪夫快速染色；高倍视野）]。隐球菌常见于细胞内，尤其是在组织细胞 / 多核巨细胞内。视野中央可见此病原体，呈椭圆形至圆形的品红色小体，周围有一圈清晰可见的由黏液样荚膜形成的苍白环。酵母菌的大小可呈多形性，鉴别诊断包括组织胞浆菌病、芽生菌病和肺孢子菌病等

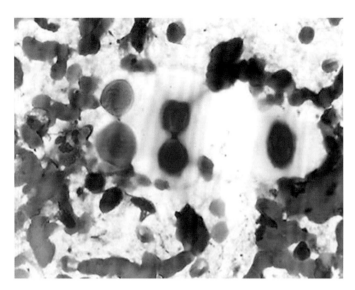

图 4.8c　新型隐球菌［细针穿刺抽吸（迪夫快速染色；高倍视野）］。如图所示，此隐球菌大小不一，通常成簇出现。黏液样荚膜是一个关键的诊断性特征。该荚膜可被黏液洋红染色剂或其他针对黏蛋白的特殊染色剂着色。偶可见缺乏此特征性表现的"无荚膜"隐球菌菌株，这无疑会加大诊断的难度

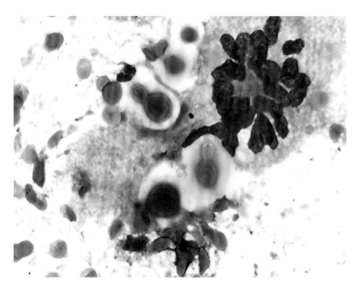

图 4.8d　新型隐球菌［细针穿刺抽吸（迪夫快速染色；高倍视野）］。隐球菌依赖出芽生殖，被称为"窄基"。图中可见两个正在出芽的隐球菌菌体，以及多个单细胞隐球菌。亦可见一个多核巨细胞（右上角）。Fontana-Masson 黑色素染色剂亦可凸显此隐球菌菌体，因为它们可产生黑色素

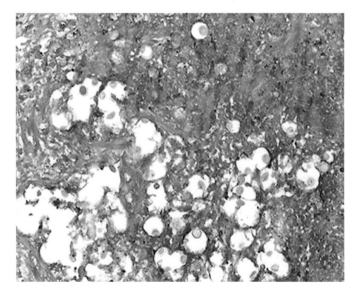

图 4.8e　新型隐球菌［细针穿刺抽吸（HE 染色；高倍视野）］。在细胞块切片标本中，由于隐球菌存在黏液性荚膜，故其周围常可见白色或"空晕"的区域包绕。在组织切片中，该微生物可伴有肉芽肿性炎和组织纤维化。肺部通常是最易感染的部位；然而，隐球菌可由此扩散到中枢神经系统、皮肤或其他部位

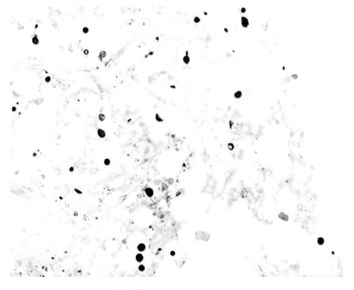

图 4.8f　新型隐球菌［细针穿刺抽吸（GMS 染色；高倍视野）］。除黑色素染色（Fontana-Masson stain）和黏液洋红染色，GMS 染色剂亦有助于识别此菌。本图显示了多个类圆形隐球菌，偶有窄基出芽。此菌周围包绕的"空晕"提示黏液样荚膜的存在。血清和脑脊液抗原检测等其他诊断性检查均针对隐球菌荚膜抗原（若病原体来自无荚膜菌株，可呈假阴性）

图 4.9a　荚膜组织胞浆菌［支气管肺泡灌洗（巴氏染色；高倍视野）］。仔细观察图中央的组织细胞可见多个聚集的胞质内小体，因小体外周有荚膜而形成透明区域。毗邻该巨噬细胞的是多个良性呼吸道纤毛上皮细胞和散在的中性粒细胞。胞浆内成簇的小酵母菌（2 ～ 4 μm）被荚膜包绕是荚膜组织胞浆菌荚膜变种的特征。该病原体存在于世界各地，常见于存有鸟和（或）蝙蝠粪便的老建筑或洞穴中，人类罹患此病是通过吸入小分生孢子所致

图 4.9b　荚膜组织胞浆菌［支气管肺泡灌洗（巴氏染色；高倍视野）］。视野中央的肺泡内巨噬细胞包含多个组织胞浆菌。酵母菌可被误认为胞浆内碎片，但其周围存在荚膜为诊断提供了良好的形态学线索。组织胞浆菌感染可表现为急性或慢性肺部感染、播散性疾病或无症状。该微生物是一种细胞内病原体，可在组织细胞内存活数天或数周，并且可播散

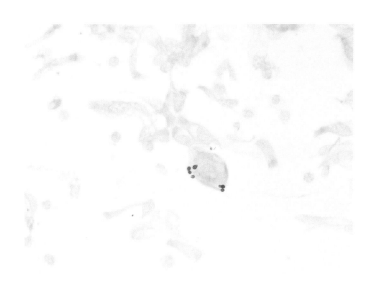

图 4.9c　荚膜组织胞浆菌［支气管肺泡灌洗（GMS 染色；高倍视野）］。组织胞浆菌感染时可发现大量微生物。GMS 染色凸显了该组织胞浆菌，可见有典型窄基出芽的球形到椭圆形菌体。急性肺组织胞浆菌病常表现为淋巴-组织细胞炎症浸润伴散在肉芽肿，而慢性感染多表现为单个坏死性肉芽肿伴钙化

图 4.9d　荚膜组织胞浆菌［支气管肺泡灌洗（GMS 染色；高倍视野）］。与上图相同，GMS 染色下易见小的、胞浆内的组织胞浆菌。体积较小和胞浆内属性使其易于与其他常见致病真菌区分。利什曼病或弓形体病亦可见胞浆内小体的形式。然而，这些微生物不被 GMS 染色剂着色

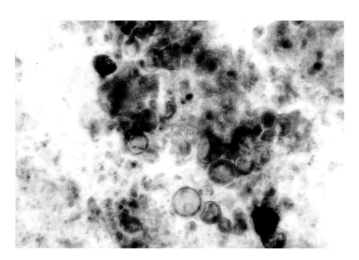

图 4.10a 皮炎芽生菌［细针穿刺抽吸（巴氏染色；高倍视野）］。芽生菌是一种在北美洲部分地区流行的双态真菌。虽然芽生菌感染患者可表现出与荚膜组织胞浆菌感染患者相似的症状，但这两种微生物的形态有很大差异。皮炎芽生菌形成球形、双轨样酵母菌，直径为 12 μm，且通过宽基出芽生殖。相比之下，荚膜组织胞浆菌主要为窄基出芽的微小（2 ～ 4 μm）胞浆内微生物

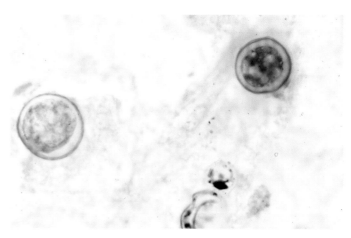

图 4.10b 皮炎芽生菌［细针穿刺抽吸（巴氏染色；高倍视野）］。图中可见皮炎芽生菌的"双轨样"形态学特点。皮炎芽生菌的体积相对较大，且大小比较均一。该真菌菌体可能不会被制剂很好地保存下来，鉴别诊断常包括非细胞污染物。若可制成细胞块，使用银染色（如Grocott 六胺银染色）可观察到此真菌的"双轨样"结构

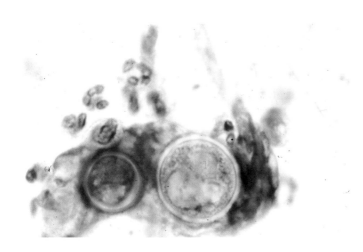

图 4.10c 皮炎芽生菌［细针穿刺抽吸（迪夫快速染色；高倍视野）］。图中可见具有双轨样形态学特征的球状环。作为一种双态真菌，皮炎芽生菌在人体体温环境下会转化为致病性酵母菌形式。而在室温条件下培养时，其以真菌的形式存在。患者症状包括骨痛、胸痛、咳嗽、疲劳和发热

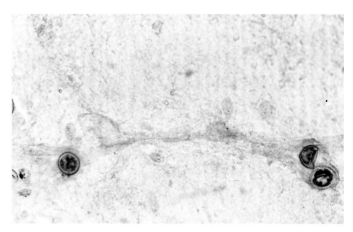

图 4.10d 皮炎芽生菌［细针穿刺抽吸（巴氏染色；高倍视野）］。上图以坏死样颗粒碎片为背景，可见多个酵母菌。巴氏染色后可见大小相似、呈粉红色的酵母菌。皮肤损害可继发于肺芽生菌病（吸入流行地区空气中的分生孢子后感染）。其他患者可发生亚临床感染

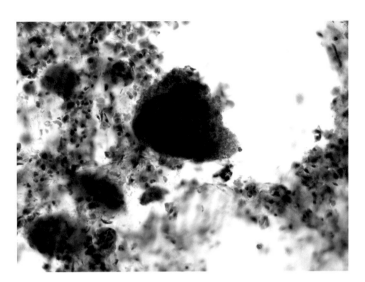

图4.11a 耶氏肺孢子菌［支气管肺泡灌洗（巴氏染色；中倍视野）］。在支气管肺泡灌洗液标本中，可在真菌聚集体中找到肺孢子菌。该微生物被细胞碎片和炎症细胞包绕，这是其感染的特征。耶氏肺孢子菌既往被称为卡氏肺孢子虫，可导致免疫功能低下的患者发生弥漫性肺炎［有时仍被称为肺孢子菌肺炎（PCP）］。风险最大的患者是血液 CD4$^+$ T 细胞水平低于 200 个 / 微升的患者

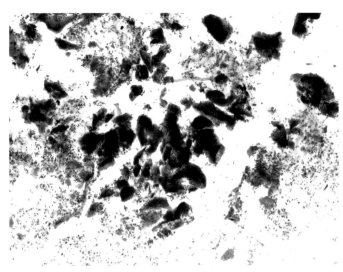

图4.11b 耶氏肺孢子菌［支气管肺泡灌洗（巴氏染色；低倍视野）］。在低倍视野下，以黏液、炎症细胞和碎片为背景的图片中清晰可见大的、形状不规则的真菌聚集体。在体内，该真菌在肺泡腔内聚集和增殖，并因肺泡壁而保持相应的形状。这种生长方式使得胸部 X 线片呈典型的间质性肺炎表现

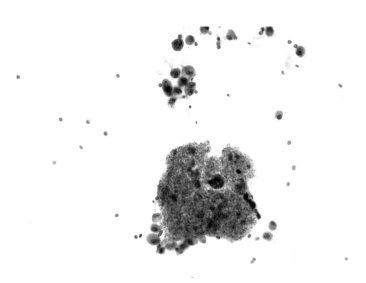

图4.11c 耶氏肺孢子菌［支气管肺泡灌洗（巴氏染色；高倍视野）］。图中清晰可见颗粒聚集体内部及边缘周围单独的圆形或杯状真菌包囊（4～6 μm）。如果诊断存疑，可通过 GMS 染色显示该微生物。耶氏肺孢子菌感染的治疗已转变为预防，尤其是 CD4$^+$ T 细胞低于 200个 / 微升的 HIV 感染者

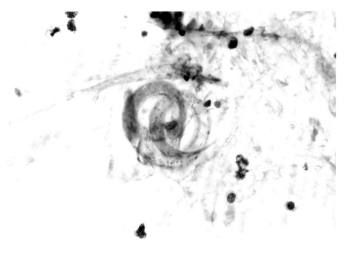

图4.12 粪类圆线虫［痰液（巴氏染色；高倍视野）］。类圆线虫最常见于发展中国家可能被粪便污染的水和土壤中。丝状蚴可穿过皮肤进入血液。一旦到达肺，它们便会进入肺泡腔中。幼虫会被咳出或吞下；在小肠中，成虫产卵后可孵化为杆状蚴。这些杆状蚴可在外界环境中生存，并转化为成虫或具有感染性的丝状蚴

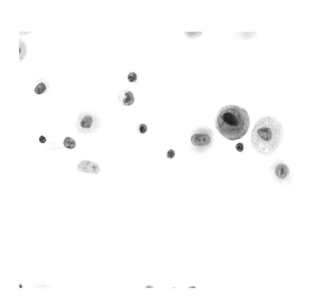

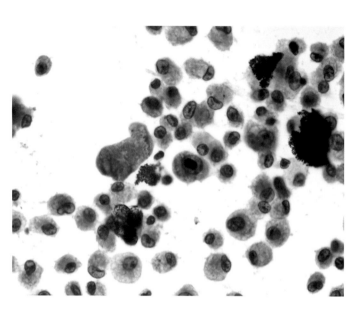

图 4.13a　巨细胞病毒［支气管肺泡灌洗（巴氏染色；高倍视野）］。图中正中偏右可见一个细胞的细胞核明显增大，细胞核内有明显的椭圆形包涵体，胞质色深呈嗜碱性，这是巨细胞病毒感染的特征。周围的细胞主要为单核的炎症细胞。免疫功能低下的患者感染巨细胞病毒的风险最大，可表现为原发性感染或潜伏感染的再激活

图 4.13b　巨细胞病毒［支气管肺泡灌洗（巴氏染色；高倍视野）］。视野中央一个稍大的细胞有明显的椭圆形嗜碱性核包涵体，周围有淡染区。同时可见大量心力衰竭细胞和其他单核细胞。即使接受抗病毒治疗，免疫功能低下患者发生巨细胞病毒肺炎仍会危及生命

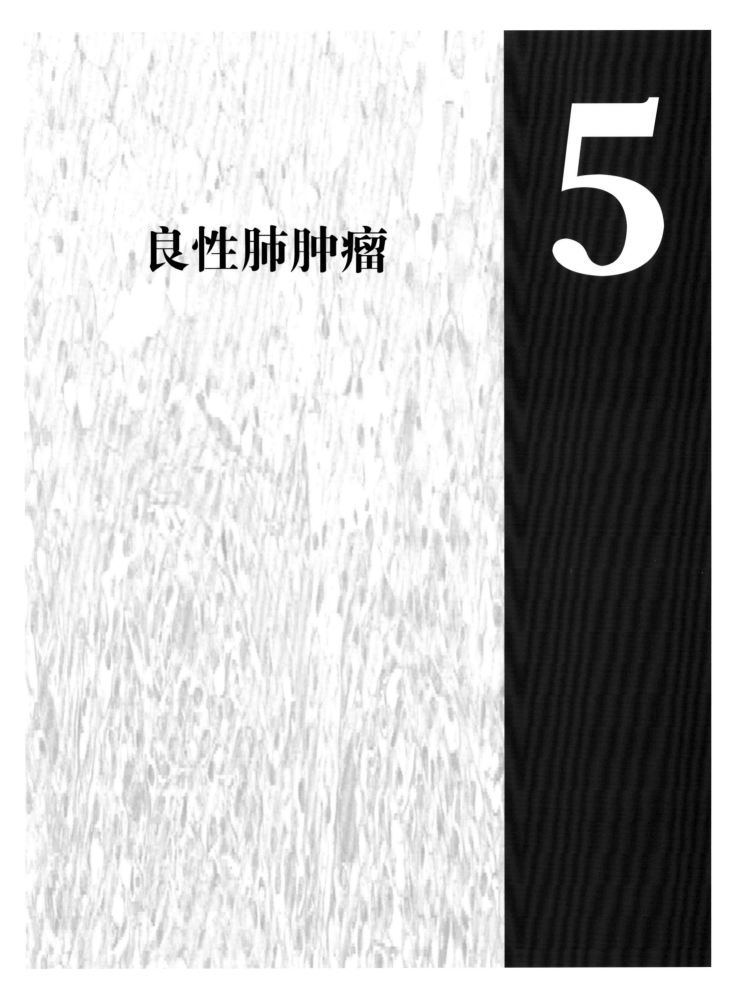

良性肺肿瘤

5

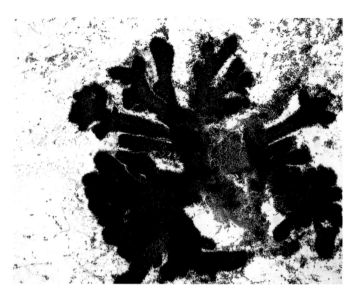

图 5.1a 乳头状瘤病［支气管刷检（巴氏染色；低倍视野）］。在上图这一较大的组织碎片中，三维状向四周扩展的乳头状分支清晰可见。亦可见从这些分支上脱落的单个细胞。这些肿瘤可能为单发或多发，多见于儿童和青少年，但也可发生于成人中。鳞状细胞乳头状瘤在大、小支气管中均可出现，其外生性息肉样突起进入支气管腔，从而形成了这种分支结构

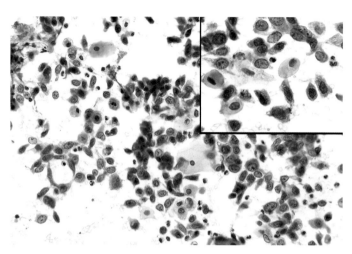

图 5.1b 乳头状瘤病［支气管刷检（巴氏染色；高倍视野）］。高倍视野显示脱落的细胞呈单一形式并松散地成簇聚集。细胞呈鳞状上皮化生，有少量不透明的细胞质和圆形细胞核。与这些化生鳞状细胞混杂的是组织细胞和偶然出现的一个支气管纤毛细胞。右上角插图显示化生的细胞具有均匀分布的核质与光滑的核轮廓。虽然在该视野中未显示，但挖空细胞样改变（低级别鳞状上皮内瘤变的典型改变）并不少见，因为肺鳞状细胞乳头状瘤与低危型人乳头瘤病毒（LR-HPV）感染明确相关，特别是 HPV-6 和 HPV-11

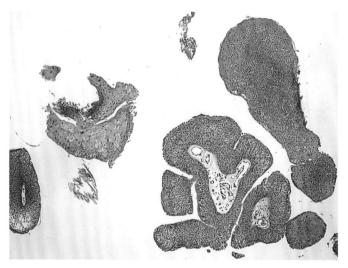

图 5.1c 乳头状瘤病［切除术（HE 染色；低倍视野）］。气管支气管乳头状瘤病是一种少见的喉部疾病并发症。乳头状瘤携带 HPV-6 或 HPV-11，形态学上与喉部病变相似。该支气管内活体组织检查显示典型的棘层鳞状上皮片段覆盖在透明的纤维血管上。细胞规则排列显示分化程度好。气管镜下，黏膜可呈天鹅绒样或粗绒毛样；可能会出现阻塞后炎症性改变，甚至支气管扩张

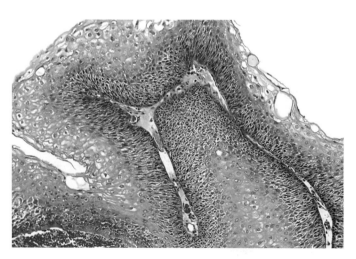

图 5.1d 乳头状瘤病［切除术（HE 染色；高倍视野）］。该乳头状瘤表面的成熟细胞体现了 HPV 的致细胞病变效应，即挖空细胞和"葡萄干"样核深染。重度非典型增生乳头状瘤与 HPV-16、HPV-18 感染有关，也与肿瘤的低分化或未分化有关，可根据世界卫生组织对浸润前病变的分类进行分级

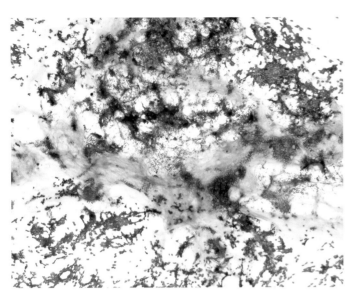

图 5.2a 肺错构瘤 [细针穿刺抽吸（巴氏染色；中倍视野)]。肺错构瘤是最常见的肺良性肿瘤。多数为偶然发现的孤立性肿瘤，也有多发性肿瘤的报道，特别是 Carney 综合征的患者。错构瘤可位于支气管内或肺实质内，影像学检查可见边缘光滑，故被描述为 "硬币" 状病变。影像学检查中观察到斑点状（所谓的 "爆米花" 样）钙化有助于诊断。透明软骨和脂肪组织是错构瘤最常见的两个组成部分，软骨成分可能较多（图 5.2a）也可能较少（图 5.2b）

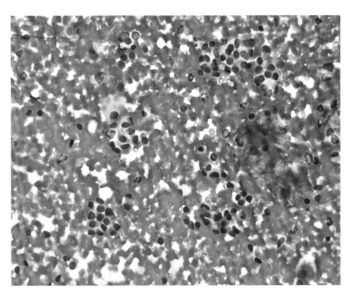

图 5.2b 肺错构瘤 [细针穿刺抽吸（迪夫快速染色；高倍视野)]。虽然报道过较大的错构瘤，但大多数错构瘤直径 ≤ 3 cm。细胞的组合模式多变，可呈松散分布或聚集成簇，亦可呈单个独立细胞。从细胞学角度，镜下细胞由淡染的同形细胞组成，部分情况下细胞的密度可能很大，类似低级别恶性肿瘤的表现（如类癌）。这些细胞来源于细支气管或肺泡细胞，通常无纤毛。仔细寻找间质成分通常可确诊。与图 5.2a 相比，本例中仅有一小束软骨黏液样基质

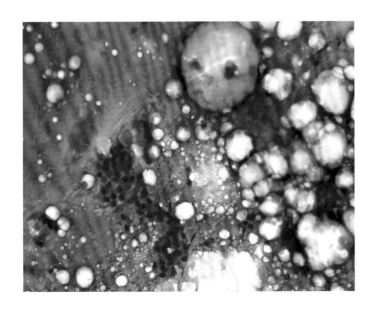

图 5.2c 肺错构瘤 [细针穿刺抽吸（迪夫快速染色；高倍视野)]。图中显示了肺错构瘤的 3 个组成部分：成熟的脂肪组织（图右最明显）、一簇单一上皮细胞（图中央）、黏液样 / 软骨黏液样基质（图左上）。该错构瘤中央的间质多呈不透明及软骨样，病变周围的间质多为黏液样或黏液透明样

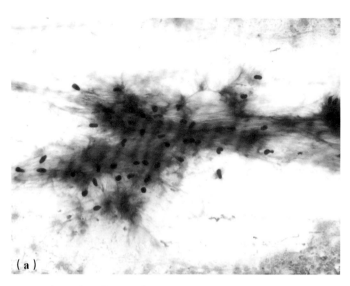
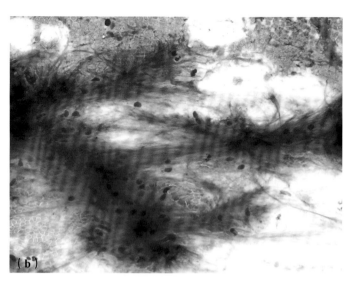

图 5.3（a-b） 错构瘤［细针穿刺抽吸（迪夫快速染色；中倍视野）］。该涂片有大量洋红色染区，可见大量洋红色纤维样基质包绕在蓝色胞质的上皮细胞周围。若该标本来自于唾液腺，可诊断为涎腺多形性腺瘤。该图也有与软骨肉瘤类似的细胞学表现（详见第七章）。检查其余视野或细针穿刺抽吸所取的其他标本可发现更多提示错构瘤的次要成分

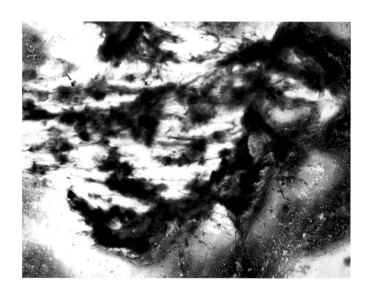

图 5.3c 错构瘤［细针穿刺抽吸（迪夫快速染色；低倍视野）］。此视野包含大量非细胞的洋红色染成分，以及具有多形性腺瘤基质特点的纤维样基质。由于该样本来自于错构瘤，其基质成分可能为软骨样来源。软骨样基质成分具有多种表现，这增加了正确识别背景成分来源的难度。例如，误把黏液样成分识别为软骨黏液样成分可能会导致误诊

图 5.3d 错构瘤［细针穿刺抽吸（巴氏染色；高倍视野）］。与图 5.3c 中的软骨基质相比，该软骨片段密度更大且黏液样基质更少。因其基质中存在瑞士奶酪样孔洞，更容易确定是软骨成分。如果在图 5.3c 中同一病变的不同位置观察到此表现，则更倾向于考虑为错构瘤而不是多形性腺瘤。不幸的是，如果穿刺针穿过较大的气道，这也可能是被正常软骨污染的表现，在这种情况下，仍需鉴别错构瘤和多形性腺瘤

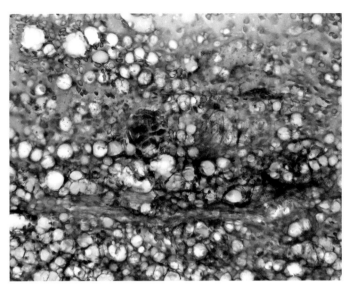

图 5.4a　错构瘤［细针穿刺抽吸（巴氏染色；中倍视野）］。色彩斑斓的视野下可见混杂的脂质和黏液样成分，以及视野中央罕见的淡染的立方上皮细胞。这些上皮细胞可能是已发生化生和（或）增生的呼吸道上皮或肺泡上皮细胞。错构瘤包含了多种成分的混合物，细针穿刺抽吸结果显示了样本的成分，同时也是错构瘤典型的组成成分

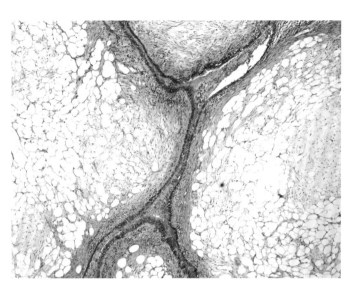

图 5.4b　错构瘤［活体组织检查（HE 染色；低倍视野）］。在该低倍视野中，错构瘤的特征性分叶结构显而易见。脂肪组织结节和黏液样间质被嵌入的细支气管上皮隔开。虽然组织结构紊乱，但从组织形态学上可将其与正常组织区分开来

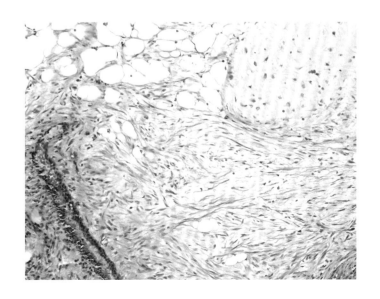

图 5.4c　错构瘤［活体组织检查（HE 染色；高倍视野）］。该间质肿瘤由成熟软骨样组织与纤维和脂肪组织混合组成。图内左下可见嵌入的细支气管上皮。其他病例可能包含不同比例的间充质成分，包括骨、平滑肌和黏液样基质。错构瘤与肺软组织良性肿瘤的区别在于存在两种或两种以上间充质成分。Carney 三联征相关性软骨瘤是被包裹的，且缺乏嵌入的上皮；常可见骨化生。如果存在明显的核异型，应考虑原发性或转移性肉瘤

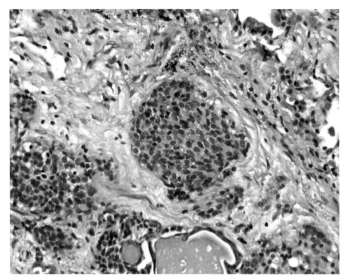

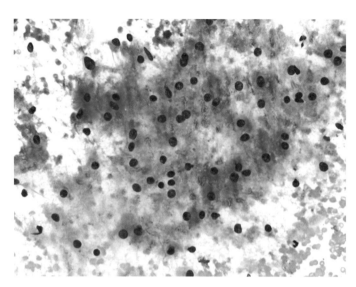

图 5.5　微小瘤［活体组织检查（HE 染色；高倍视野）］。该微小瘤是边界清楚的神经内分泌细胞巢，直径≤ 3 mm，嵌在纤维样基质之中，通常毗邻小细支气管。组成细胞可能呈圆形、椭圆形或纺锤形，并有适量的嗜酸性细胞质；椒盐状染色质是其特征。微小瘤通常是在各种慢性肺部疾病的异常肺组织活检或切除时被偶然发现。当存在大量微小瘤且遍布全肺时，可诊断为"弥漫性特发性肺神经内分泌细胞增生"。在小切片活检中，微小瘤可类似于脑膜上皮样结节［上皮细胞膜抗原（EMA）和孕激素受体（PR）阳性，神经内分泌标志物阴性］和肉芽肿（CD68 阳性，角蛋白和神经内分泌标志物阴性）。细针穿刺抽吸到的微小瘤在文献中罕有报道；最可能的原因是其体积太小穿刺取材困难

图 5.6a　颗粒细胞瘤［细针穿刺抽吸（迪夫快速染色；高倍视野）］。下呼吸道的颗粒细胞瘤较罕见，多见于30 ～ 50 岁的患者。它主要表现为主支气管分叉附近的支气管内斑块或支气管外肿物。因此，大多细胞学检查使用支气管刷取的标本。涂片细胞多变，由于肿瘤引起结缔组织增生，有时细胞数量较少。多边形细胞的特征是大量细胞质和细胞边界不清。由于细胞脆弱，常见裸核。风干的罗氏染色涂片未能显示这群细胞典型的胞质颗粒

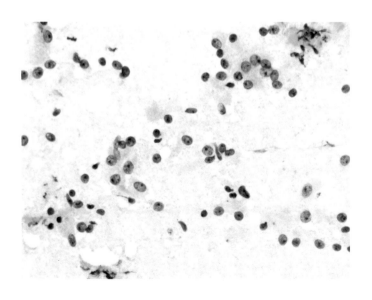

图 5.6b　颗粒细胞瘤［细针穿刺抽吸（巴氏染色；高倍视野）］。通过酒精固定制片能够更好地显示胞质颗粒。尽管颗粒细胞瘤的细胞核很大且具有离散的单个核仁，但其为良性肿瘤。无坏死和核分裂。免疫组织化学染色显示，颗粒细胞瘤呈 S-100、SOX-10 和抑制素阳性，角蛋白、HMB-45 和 Melan-A 阴性

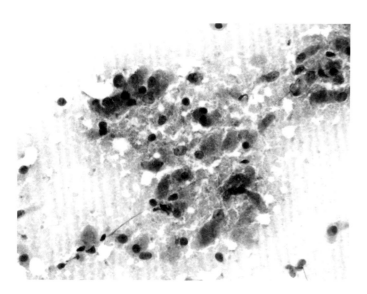

图 5.6c　颗粒细胞瘤［细针穿刺抽吸（巴氏染色；高倍视野）］。本例中，易见粗颗粒。胞质颗粒不局限于容易破裂的细胞，也会"溢出"到涂片背景中。与大多数需鉴别的组织细胞增殖（如软化斑或分枝杆菌感染）不同，颗粒细胞瘤无细胞质内空泡形成

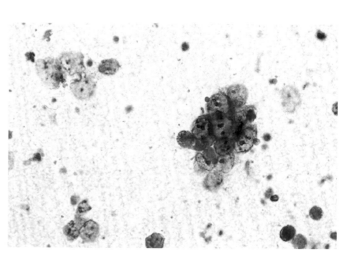

图 5.6d　颗粒细胞瘤［细针穿刺抽吸（巴氏染色；高倍视野）］。巴氏染色涂片显示颗粒细胞瘤的肿瘤细胞单一且有小型聚集的现象，有开放的染色质和明显的核仁，以及颗粒状胞质。颗粒粗且大小不一，背景呈沙砾样。颗粒细胞瘤的鉴别诊断包括平滑肌瘤、组织细胞肿瘤、黑色素瘤和肺泡软组织肉瘤（尤其是儿童）

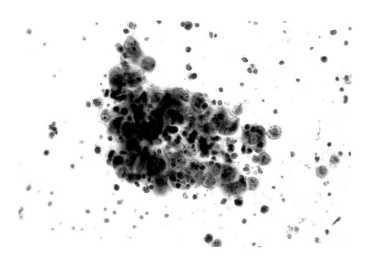

图 5.7a　颗粒细胞瘤［细针穿刺抽吸（巴氏染色；高倍视野）］。本图为另一例颗粒细胞瘤。肿瘤细胞呈松散聚集，有散在的淋巴细胞和组织细胞样肿瘤细胞。颗粒细胞瘤通常为良性，但体积较大、生长迅速和淋巴结转移是恶性颗粒细胞瘤的特点。在免疫组织化学染色中，肿瘤细胞广泛表达 CD68 和 S-100，提示神经鞘来源；事实上，这些肿瘤考虑来源于施万细胞

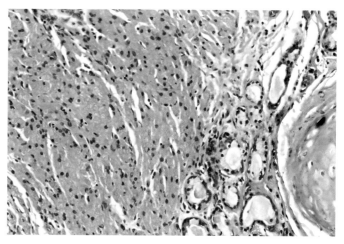

图 5.7b　颗粒细胞瘤［活体组织检查（HE 染色；高倍视野）］。图右侧是软骨和黏膜下腺体组织，其余部分为嗜酸性细胞。这些细胞的细胞核呈圆形或卵圆形，核仁可见，有大量粉红色颗粒状胞质。这是颗粒细胞瘤的典型表现。尽管该病常发生于口腔和皮肤，但也有报道其发生于内脏。在肺中，颗粒细胞瘤可发生在气道，并表现为支气管内病变

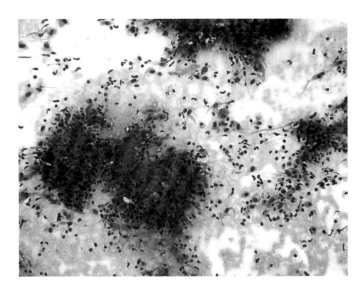

图 5.8a　炎性肌成纤维细胞瘤［细针穿刺抽吸（迪夫快速染色；中倍视野）］。炎性肌成纤维细胞瘤是一种见于儿童和成人的间叶性肿瘤，由梭形肌成纤维细胞和成纤维细胞组成，同时伴有炎症浸润。炎症通常由浆细胞、淋巴细胞和嗜酸性粒细胞组成，但不包括中性粒细胞。肺是最不易受累的器官之一，因为大多数病例发生在腹腔内。成年患者通常小于 50 岁。患者可无症状或表现为非特异性症状，如慢性咳嗽、发热和胸痛。对于这些实质内结节，细胞学标本通常来源于细针穿刺抽吸。涂片细胞较多，由数量和大小不等的细胞聚集而成，边缘粗糙而不规则。肌成纤维细胞似乎脱离了这些聚集物的边缘，并与炎症细胞混杂。肿瘤组织内通常无坏死，且罕有核分裂

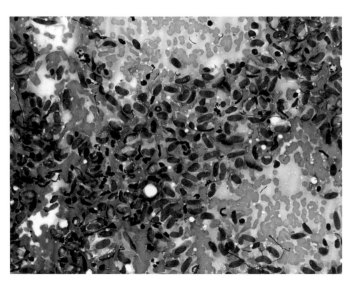

图 5.8b　炎性肌成纤维细胞瘤［细针穿刺抽吸（迪夫快速染色；高倍视野）］。本图几乎全部是单个松散聚集的同种梭形细胞，需与间叶性肿瘤鉴别，特别是非多形性梭形细胞增殖，如滑膜肉瘤、孤立性纤维性肿瘤、神经鞘瘤和高分化平滑肌肉瘤。采用适当的抗体进行免疫组织化学染色较易排除上述疾病。由于一些细胞有细长且具有钝边的细胞核，核的一侧略微凹陷，故也可能为肉芽肿。然而，非坏死性肉芽肿的上皮样组织细胞通常紧密地聚集，像上述细胞一样松散排列的十分罕见

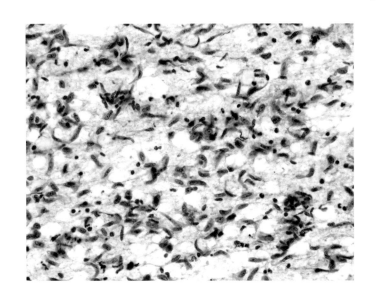

图 5.8c　炎性肌成纤维细胞瘤［细针穿刺抽吸（巴氏染色；高倍视野）］。与上文的图片相比，本图中的成纤维细胞/肌成纤维细胞的细胞核呈曲线状变细，胞质呈双极或单极扩展。淋巴细胞和间充质细胞分布几乎相同。酒精固定涂片可详细显示梭形细胞中的单个微核和泡状核

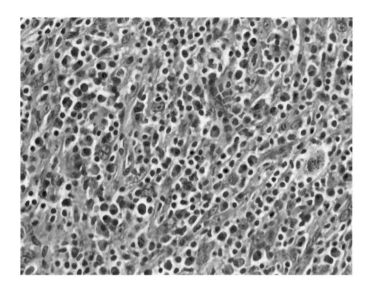

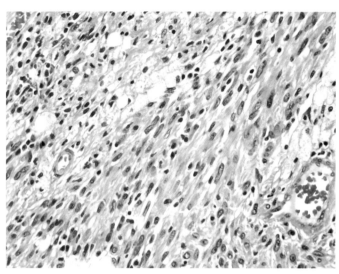

图 5.8d 炎性肌成纤维细胞瘤［细针穿刺抽吸（HE 染色；高倍视野）］。在一些甲醛固定的细胞蜡块，梭形肌成纤维细胞被密集的浆细胞和淋巴细胞炎症浸润部分掩盖。炎性肌成纤维细胞瘤的平滑肌肌动蛋白呈阳性，而肌特异性肌动蛋白（HHF35）和符合肌成纤维细胞分化的结蛋白表达较少。约 1/3 的病例中还表现为 pan-keratin 着色。在少于 50% 的成人肺部病例中，涉及 ALK 基因的染色体重排可导致 ALK 抗体染色阳性

图 5.9a 炎性肌成纤维细胞瘤［肺叶切除术（HE 染色；高倍视野）］。炎性肌成纤维细胞瘤的肿瘤细胞呈梭形，胞质苍白，嗜酸性，边界不清，细胞核呈泡状，末端变细。细胞多呈束状，有时可见花瓣状。核分裂率是可变的，但与生物学行为无关。有时会出现泡沫细胞区（如本例）。重叠的反应性慢性炎症细胞的密度多变，可能会部分遮挡梭形细胞；浆细胞占大多数，有时可见生发中心

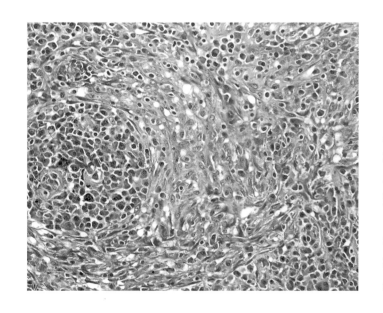

图 5.9b 炎性肌成纤维细胞瘤［肺叶切除术（HE 染色；高倍视野）］。背景梭形细胞被结节状和弥漫性淋巴浆细胞浸润覆盖。约 50% 的情况下，ALK1 免疫染色呈阳性，最常见于儿童和年轻人；在这种情况下，基因断裂荧光原位杂交可显示融合基因，也可见于间变性大细胞淋巴瘤和部分 B 细胞淋巴瘤。应排除具有肌肉分化的肉瘤（明显的核异型性；非典型核分裂），当淋巴浆细胞密集浸润、细胞类型单一和（或）异型性时，应考虑淋巴瘤；在这种情况下，流式细胞术和浸润细胞的免疫组织化学表型可能有指示意义

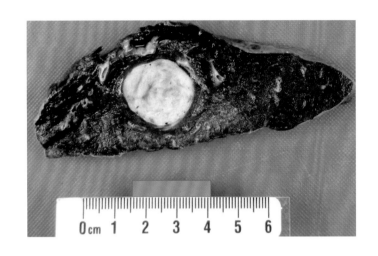

图 5.9c　炎性肌成纤维细胞瘤［肺叶切除术（大体标本）］。此炎性肌成纤维细胞瘤于患者体检时被偶然发现。病灶边界清晰，黄褐色，切面呈轮匝状

恶性肺肿瘤

6

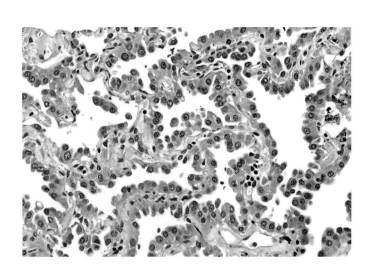

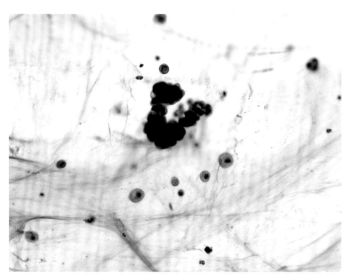

图 6.1　非典型腺瘤样增生［活体组织检查（HE 染色；高倍视野）］。这种浸润前的腺瘤样增生表现为肺泡隔表面覆以不典型立方形或柱状细胞。图中表现为轻度的核异型性，罕有或无核分裂，且没有相关的间隔增厚。可能出现双核、轻微分叶及细胞质空泡化，部分标本可见嗜酸性核内假性包涵体。重要的鉴别诊断是反应性肺细胞增生，其细胞更均匀，有近期损伤的临床背景，伴有相关炎症和纤维化。不典型腺瘤样增生与非黏液性原位腺癌和贴壁样浸润性腺癌非常相似，在小的活检标本中无法明确区分

图 6.2a　高分化腺癌［痰（巴氏染色；中倍视野）］。该标本既往被称为"支气管肺泡癌"，是一种高分化肺腺癌，组织学上表现为贴壁生长；根据国际肺癌研究协会（IASLC）/ 美国胸科学会（ATS）的分类，它不再被归为一个独立的类型。此外，WHO 对支气管肺泡癌的分类需要进行组织学检查以排除间质浸润。细胞学标本显示出不同于其他肺腺癌的细胞形态学特征。如图所示，癌细胞呈立方形、体积小，且具有圆形均匀的细胞核。癌细胞可表现为三维乳头状结构，也可表现为平板结构及腺泡排列结构

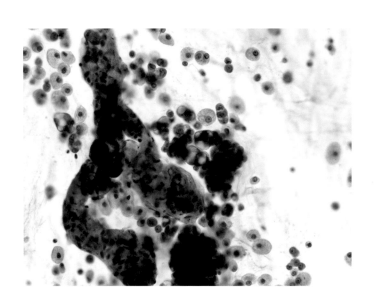

图 6.2b　高分化腺癌［痰（巴氏染色；中倍视野）］。贴壁生长的高分化腺癌中非黏液性腺癌较为常见，但也可表现为黏液性。该标本为黏液性腺癌，其中部分肿瘤细胞含有大的黏液空泡。这些黏液空泡会降低核质比，并使细胞呈淡染。由于其在气道内生长，生成黏蛋白的细胞可产生支气管塑形的包含肿瘤细胞的黏蛋白栓。图中可见标本背景中的黏液噬菌体，细胞质呈气泡状，粗略观察可能难以与不成团的单个肿瘤细胞区分开来

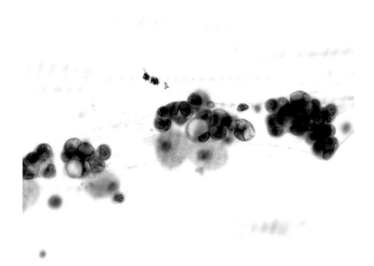

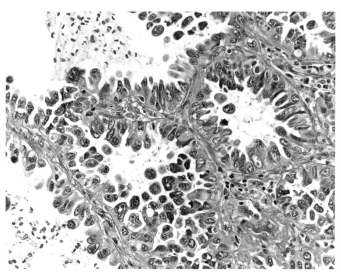

图 6.2c 高分化腺癌［痰（巴氏染色；高倍视野）］。部分细胞含有大的黏液空泡，而另一部分细胞具有高的核质比；但细胞核具有相似的特征：中度深染，具有中高度核边界不规则和明显的核仁。细胞形成松散的细胞簇

图 6.2d 贴壁生长为主型腺癌［肺楔形切除术（HE 染色；高倍视野）］。肿瘤细胞为非黏液性，具有类似于 II 型肺泡细胞或克拉细胞的"钉状"外观，以及中高度核异型；样本中其他细胞呈淡染。鳞屑性腺癌沿肺泡隔表面生长。TTF-1 和 Napsin A 通常呈阳性。上述表现可能被判定为原位腺癌和微浸润腺癌，或某种类型的浸润性腺癌（"贴壁生长的腺癌"）。WHO 对呈贴壁生长的小活检标本（包括细胞学标本）的推荐术语是"腺癌（贴壁型）"

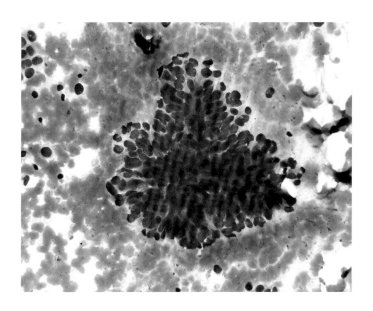

图 6.3a 乳头状腺癌［细针穿刺抽吸（迪夫快速染色；中倍视野）］。恶性肿瘤细胞的细胞核细长，有核沟，附着在真正的乳头上，乳头中央是以纤维结缔组织和血管组成的轴心。肺腺癌可呈乳头状生长，但需与其他转移性乳头状病变鉴别，如乳头状甲状腺癌、尿路上皮癌和乳头状肾细胞癌

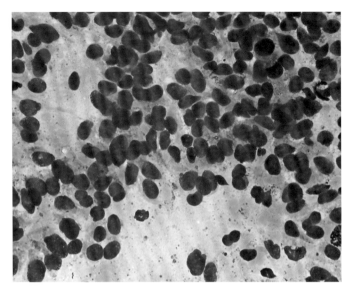

图 6.3b 乳头状腺癌［细针穿刺抽吸（迪夫快速染色；高倍视野）］。通常无法通过细胞学对肺腺癌的生长模式进行细分，且细胞学分类通常是没必要的。虽然该视野包含来自乳头状腺癌的癌细胞，但缺乏纤维血管轴心，使得难以鉴别。然而，该视野中的癌细胞存在腺癌特征：核增大、核边界不规则、细胞核大小不一和核重叠。细胞质边界难以辨别，但大多数细胞核呈偏心性，这是腺体分化的特征

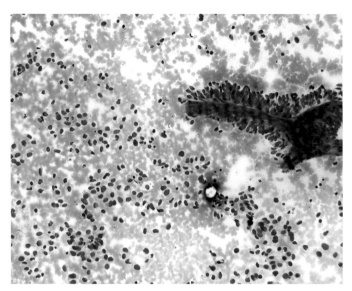

图 6.3c 乳头状腺癌［细针穿刺抽吸（迪夫快速染色；低倍视野）］。具有纤维血管轴心的乳头状碎片表明该病变的乳头状性质。相比之下，视野左侧主要包含单个分散的肿瘤细胞，其特征与乳头状碎片上的相似。虽然这些细胞可能已经从乳头状碎片中脱落，但在肺腺癌生长模式中，乳头状生长通常为混合性生长。采样时其他生长模式可能未采集到或采集后无法通过细胞学辨别

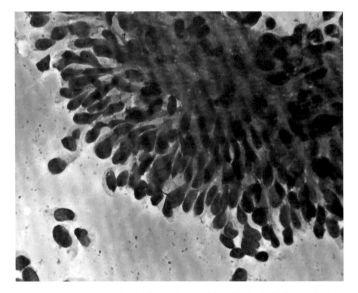

图 6.3d 乳头状腺癌［细针穿刺抽检（迪夫快速染色；高倍视野）］。附着在乳头状结构上的癌细胞外观一致，细胞核的大小差异很小。然而，该病变的细胞性质及存在纤维血管轴心可确定其为肿瘤性。细胞具有烧瓶样外观，这可能是由抽吸过程或涂片过程中施加的力所致。部分细胞已与肿瘤细胞团分离

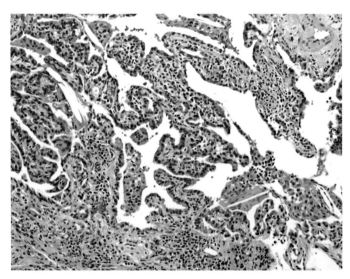

图 6.4a 乳头状腺癌［肺叶切除术（HE 染色；低倍视野）］。该腺癌由乳头和多个硬化性纤维血管轴心组成。在气腔膨胀的标本中，乳头状特征易被识别；如果膨胀差，压缩的乳头可能被误判为贴壁生长型

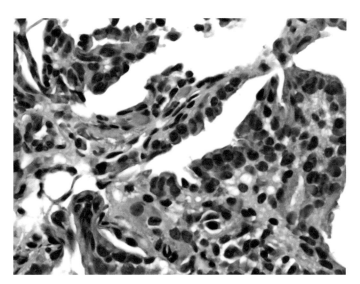

图 6.4b　乳头状腺癌［肺叶切除术（HE 染色；高倍视野）］。肿瘤细胞沿乳头有序排列。偶尔会出现拥挤和堆叠，但只有轻微的异型性。部分肿瘤细胞有核内假性包涵体

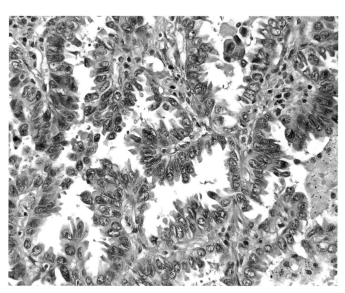

图 6.4c　乳头状腺癌［肺叶切除术（HE 染色；高倍视野）］。具有纤维血管轴心的外生指状叶是肺乳头状腺癌的特征。细胞核呈中高度多形性和显著的异型性，常可见核仁。大多数肺腺癌具有多种形态，乳头状结构是常见的组成部分。肺来源的乳头状腺癌特征性表达 Napsin A 和 TTF-1，可与胃肠道来源［CK20（＋）和 CDX2（＋）］或生殖系统来源［PAX8（＋）和 ER（＋）］的乳头状腺癌区分开来

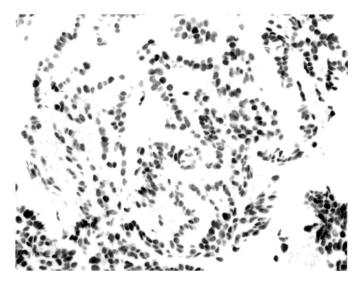

图 6.4d　乳头状腺癌［肺叶切除术（TTF-1 免疫组织化学染色；低倍视野）］。TTF-1 在肿瘤细胞核中的表达强而均匀。组织学鉴别诊断主要为转移性乳头状甲状腺癌，可通过病史、影像学检查和甲状腺球蛋白染色进行排除

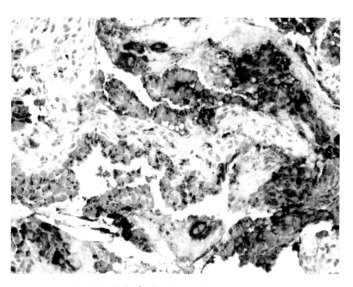

图 6.4e　乳头状腺癌［肺叶切除术（Napsin A 免疫组织化学染色；低倍视野）］。在特征性的颗粒状细胞质中，Napsin A 染色强且均匀。Napsin A 相对特异，但一些肾源性肿瘤（包括部分乳头状肿瘤）也可表达 Napsin A。因此，根据患者的具体情况，包括 TTF-1 和肾相关抗原（CA-IX、PAX8）的组合免疫组织化学染色是最佳选择

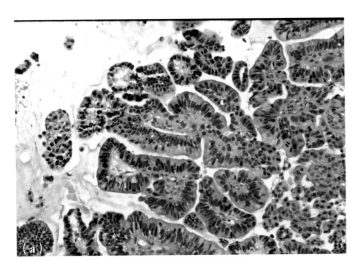

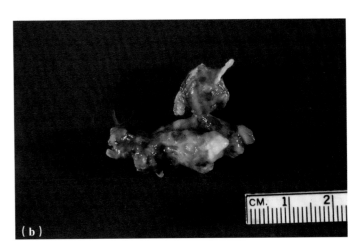

图 6.5a-b　息肉样支气管内腺癌［切除术（HE 染色；中倍视野和大体检查）］。息肉样支气管内腺癌是腺癌的描述性术语，表现为大支气管内的外生性和息肉样生长。该类型较为罕见。组织学通常表现为高分化乳头状腺癌。大体检查显示该病变呈息肉状

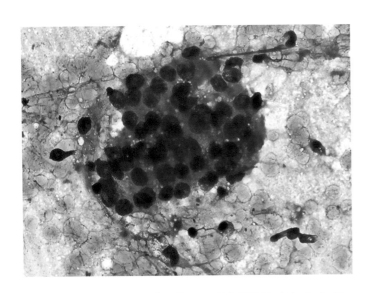

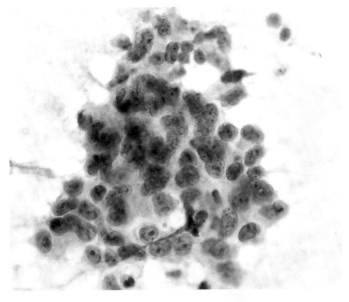

图 6.6a　高分化腺癌［细针穿刺抽吸（迪夫快速染色；高倍视野）］。本图是图 6.5 患者的迪夫快速染色标本。可见细胞核呈玫瑰花环状和（或）腺泡状排列。与巴氏染色相比，迪夫快速染色中的染色质模式不易识别，因此排除类癌更具挑战性。由于低级别神经内分泌肿瘤通常表达突触小泡蛋白和（或）嗜铬粒蛋白，因此应制作细胞块标本用于免疫组化学染色加以区分

图 6.6b　高分化腺癌［细针穿刺抽吸（巴氏染色；高倍视野）］。细胞核形成小玫瑰花环或腺泡状结构，表明腺体形成。高分化肿瘤中存在小玫瑰花环应考虑是否为神经内分泌肿瘤，如类癌肿瘤。在本例中，细胞核具有明显的非典型特征，如增大、边界不规则和明显重叠，提示为腺癌。但是，染色质较粗糙，许多细胞有明显的核仁，这不常见于神经内分泌肿瘤

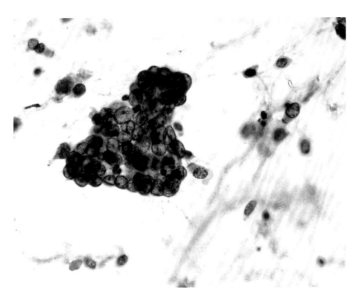

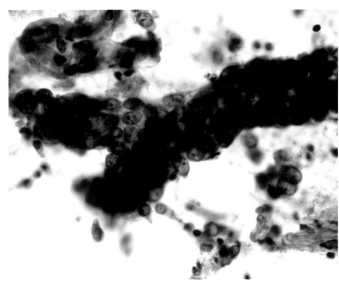

图 **6.7a** 腺癌［细针穿刺抽吸（巴氏染色；高倍视野）］。该腺癌具有特殊的形态，染色质具有透光性，细胞质很少。细胞核相互挤压，形态类似于小细胞癌。但是，细胞呈三维排列，细胞核排列在边缘，提示腺体分化。这些细胞的核大小也有差异，比例高达 3∶1，主要存在于组织碎片中，通常不单独出现。这些表现多提示为腺癌而不是小细胞癌

图 **6.7b** 腺癌［细针穿刺抽吸（巴氏染色；高倍视野）］。癌细胞形成乳头状碎片，但该碎片缺乏纤维血管轴心，因此不是真正的乳头状结构。细胞核增大、变暗，有明显的核仁。细胞核在该结构内杂乱无章，相互重叠，大小差异很大，边界不规则

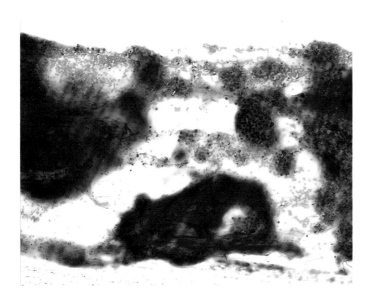

图 **6.8a** 黏液癌 / 胶样腺癌［细针穿刺抽吸（迪夫快速染色；低倍视野）］。目前 WHO 将具有大量黏蛋白的腺癌分为浸润性黏液腺癌和胶样腺癌。浸润性黏液腺癌是新引入的名词，用于取代黏液性细支气管肺泡癌。它与胶样腺癌的不同之处在于黏液腺癌保留了空腔，并主要沿肺泡间隔以贴壁模式生长。对于胶样腺癌，黏蛋白池填充肺泡空间并取代实质结构。由于细胞、基质和肺部结构之间的空间关系在抽吸细胞涂片中丢失，因此在细胞学上是否可区分浸润性黏液腺癌和胶样腺癌的这种细微区别尚存争议。所有类型胶样腺癌的典型特征是释放到载玻片上的大量黏蛋白。这种染色在风干涂片中具有异染性，且其厚度取决于排出黏液的量。不透明基质与大小不一的细胞簇混合

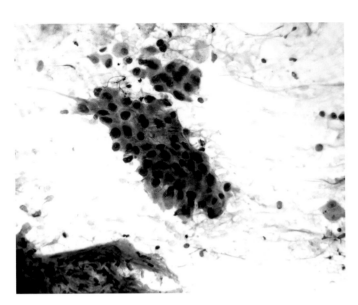

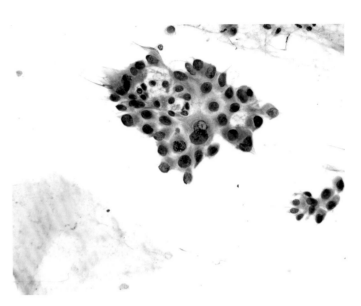

图 6.8b　黏液癌 / 胶样腺癌［细针穿刺抽吸（巴氏染色；高倍视野）］。胶样腺癌是一种纯亚型（罕见）。典型的肺腺癌多为肺外周肿块，无特殊影像学特征。由于富含黏液性基质，涂片通常缺乏细胞。在图 6.8a 中厚且不透明的基质相比，此标本中的背景黏蛋白细密透明。多边形细胞在紧密的细胞簇中显示出不同程度的紊乱，部分细胞含有细胞质黏蛋白。细胞内黏蛋白的数量从无到呈巨大的杯状细胞形状不等

图 6.8c　黏液癌 / 胶样腺癌［细针穿刺抽吸（巴氏染色；高倍视野）］。该细胞簇体现了癌细胞的细胞学均一性和核均一性。仅存在轻微的细胞核大小不一，易被误认为是反应性肺细胞或失去纤毛的支气管细胞。图左下方可观察到几乎透明的黏蛋白球。胶样腺癌通常表达肠型免疫组织化学标志物，如细胞角蛋白（CK）7、CK20 和 CDX2。TTF-1 染色最弱。因此，临床上必须排除胃肠道、胰腺和卵巢的转移性病变

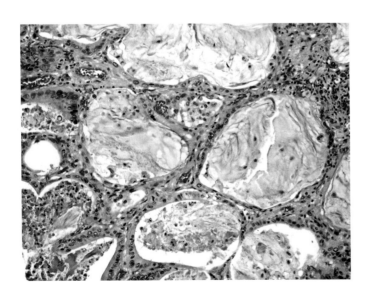

图 6.9a　胶样腺癌［肺叶切除术（HE 染色；高倍视野）］。这种特殊的腺癌亚型在组织学上的定义是空腔内充满黏蛋白池、通常无细胞，可有间断的肿瘤腺上皮存在间隔表面或漂浮在黏蛋白中。该图中的肿瘤细胞呈轻中度不典型、核质比略升高和局灶性聚集。胶样腺癌通常对 PET 的亲和性较弱且不均匀，这可能是由于有大的无细胞的黏蛋白区域。主要的鉴别诊断是胃肠道、乳腺、卵巢或胰腺的转移性病变

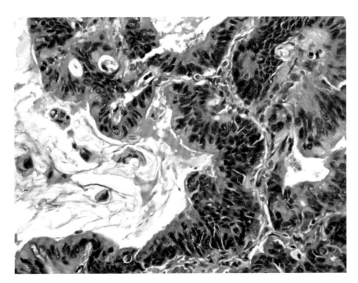

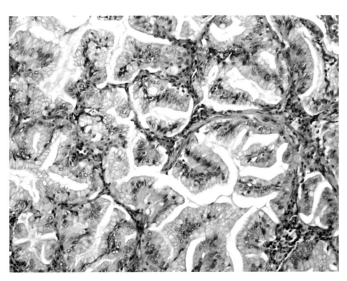

图 6.9b 胃肠道样区域胶样腺癌［肺叶切除术（HE 染色；高倍视野）］。该区域肿瘤上皮与胃肠道肿瘤（尤其是结肠、阑尾和胰腺）非常相似。更令人困惑的是，肺胶样腺癌表达胃肠道标志物（CK20、CDX2、MUC2），且 CK7、TTF-1 和 Napsin A 通常为阴性或弱阳性 / 局灶阳性。因此，病史和影像学表现对于明确诊断尤为重要

图 6.9c 浸润性黏液腺癌［肺叶切除术（HE 染色；低倍视野）］。该类型是 2015 年 WHO 肺癌分类中的新定义，由具有丰富的细胞质黏蛋白的优势细胞群（＞ 90%）组成。周围的肺泡可能充满黏蛋白，导致这些肿瘤在肉眼和影像学检查中看起来比实际大；细针抽吸可能会产生少细胞黏蛋白。可观察到在非黏液性肿瘤中除实性以外的生长模式的不同比例，如乳头型、微乳头型、腺泡型和贴壁型；原位腺癌和微小浸润性腺癌也有发生。图中可见腺泡型和乳头型肿瘤

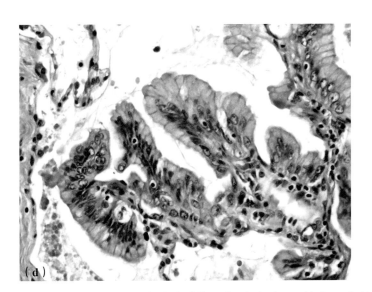

(d)

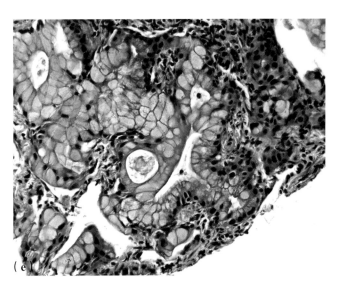

(e)

图 6.9d-e 浸润性黏液腺癌［楔形切除术（HE 染色；高倍视野）］。该肿瘤由均匀的杯状细胞和（或）柱状细胞组成，胞质内有丰富的黏蛋白和被挤压移位于细胞基底部的小核，具有轻微至轻度异型性。相邻的肺泡腔内可能充满黏蛋白。浸润性黏液腺癌以贴壁型为主，也可能有腺泡型、乳头型和微乳头型生长模式。鉴别诊断包括原位黏液腺癌和微小浸润性黏液腺癌，两者都需要组织切片进行诊断；胶样腺癌（黏液多于细胞；偶尔有不同程度的黏液柱状细胞）。所有类型的肺黏液性肿瘤通常共表达 CK7 和 CK20，CDX2 的表达可变，且 TTF-1 和 Napsin A 通常呈阴性。因此，应仔细排除胃肠道和胰胆道的转移性病变

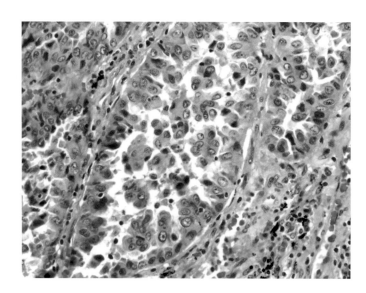

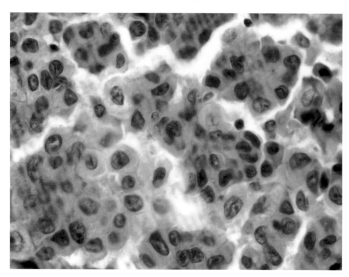

图 6.10a　微乳头型腺癌［肺叶切除术（HE 染色；高倍视野）］。该肿瘤腺体包含多个"微乳头"，即缺乏纤维血管轴心的肿瘤腺体细胞的小分离簇。这种形式最常作为混合型腺癌的组成部分，很少以单纯微乳头形式出现。微乳头可能与砂粒体和核内假性包涵体有关，这些是细针穿刺抽吸活检时的显著特征。微乳头状腺癌可作为多种器官（如乳腺、膀胱）的原发病变；因此，需要进行组合免疫组织化学染色来区分原发性和转移性疾病

图 6.10b　微乳头型腺癌［肺叶切除术（HE 染色；高倍视野）］。这些微乳头显示出明显的核沟、多形性和明显的核仁，具有中等丰富的嗜酸性细胞质。微乳头型腺癌常合并间质和血管侵犯的强烈倾向。因此，单纯微乳头状或以微乳头型为主的肿瘤在就诊时通常已发生区域或远处转移

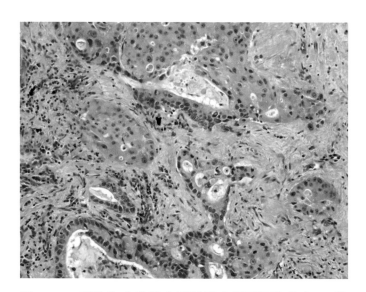

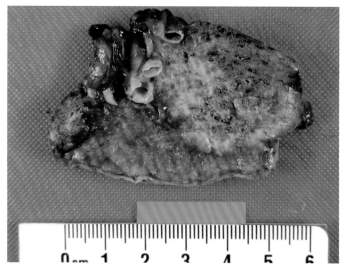

图 6.11a　腺泡和实体混合型腺癌［楔形切除术（HE 染色；低倍视野）］。肺腺癌最常呈混合生长形式。图上方显示为实体型，下方显示为腺泡型。可见左上方实性部分的黏蛋白空泡。对腺癌的充分取样将提高判断腺癌优势亚型和其他模式占比的准确性；WHO 建议最终报告应包含以 5% 为增量的所有模式

图 6.11b　腺泡和实体混合型腺癌［楔形切除术（大体检查）］。该楔形切除标本显示周围黄灰色病变，浸润边界不清晰。肿瘤广泛邻接胸膜；需对肿瘤–胸膜交界面的多个切片进行弹性蛋白染色，以充分评估脏胸膜弹力层（PL1 或 PL2 期）的浸润灶

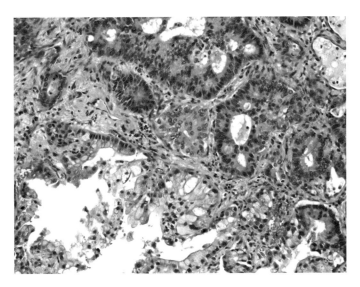

图 6.12　黏液和非黏液混合型腺癌［肺叶切除术（HE 染色；高倍视野）］。图下方为腺泡型浸润性黏液腺癌，图内上半部为筛状型非黏液腺癌，被认为是腺泡型的一种变体。如果黏液性和非黏液性肿瘤细胞均超过整个肿瘤的 10%，则病变应被描述为"黏液和非黏液混合型腺癌"，并以标准方式报告所有生长模式

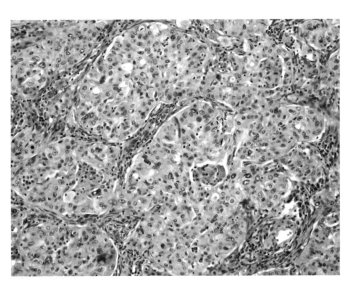

图 6.13a　实体型腺癌［肺叶切除术（HE 染色；低倍视野）］。该肿瘤具有均匀的实体型生长模式；研究表明，此类肿瘤往往更具侵袭性。图中可见癌巢结构和没有特定的细胞质分化。需鉴别鳞状细胞癌

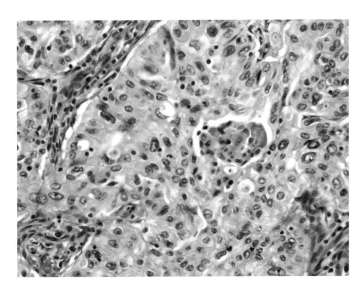

图 6.13b　实体型腺癌［肺叶切除术（HE 染色；高倍视野）］。高倍视野显示杂乱无章的异型性细胞巢，可见核大小不均、核皱褶和边界不规则以及核仁

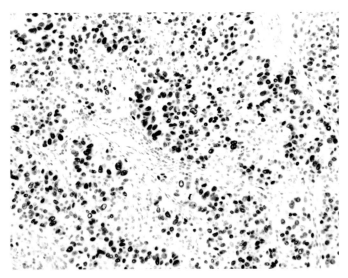

图 6.13c　实体型腺癌［肺叶切除术（TTF-1 免疫组织化学染色；低倍视野）］。TTF-1 染色强烈且均匀。在 2015 年 WHO 分类中，即使没有被染色的黏蛋白，TTF-1 或 Napsin A 表达也足以将实体型肿瘤归类为腺癌。约 75% 的腺癌表达 TTF-1；Napsin A 的敏感性略高。需注意，TTF-1 表达不是肺腺癌特有的，在大细胞神经内分泌癌、部分类癌以及甲状腺癌中也有表达

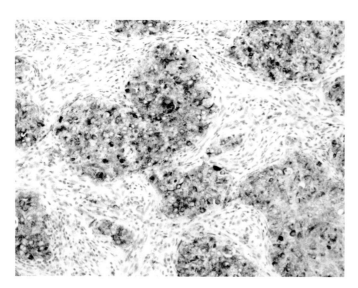

图 6.13d   实体型腺癌［肺叶切除术（Napsin A 免疫组织化学染色；低倍视野）］。 Napsin A 呈弥漫性颗粒细胞质染色。Napsin A 为分泌性，常被肺泡巨噬细胞吸收。因此，在低倍视野下，肺泡巨噬细胞的聚集可能类似于被 Napsin A 染色的实体型腺癌。一些非小细胞癌缺乏特异性生长模式，且 Napsin A、TTF-1、p40/p63 和 CK5/6 呈阴性，这些在切除标本上被指定为"大细胞癌，无表型"，在小活检标本上被指定为"非小细胞肺癌，非特指型"

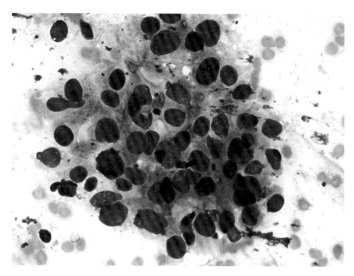

图 6.14a   中分化腺癌［细针穿刺抽吸（迪夫快速染色；高倍视野）］。 在高倍视野下，可见细胞核呈偏心性。在该片段的左上角，细胞核从中心点向外排列，形成腺泡结构。也可在涂片的其他区域中观察到这种特征，如该涂片的右下角。这些特征有助于将其识别为腺癌

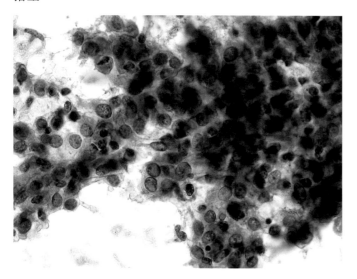

图 6.14b   中分化腺癌［细针穿刺抽吸（巴氏染色；高倍视野）］。 癌细胞存在于复杂的上皮层中，核仁明显，胞质纤薄，核边界轻度不规则，中度大小不一。癌细胞在上皮细胞碎片内杂乱排列，导致大量核重叠。虽然本例已明确为腺癌，但确定原发性肺癌或转移性病变仍需免疫组织化学检查

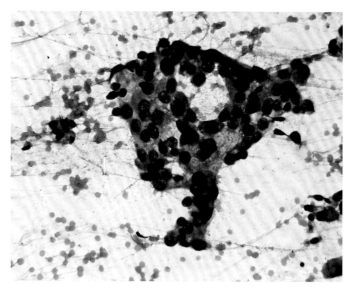

图 6.14c   中分化腺癌［细针穿刺抽吸（迪夫快速染色；高倍视野）］。 癌细胞核呈圆形，核边界轻度不规则，核仁显著。大多数细胞具有深染的偏心细胞核。细胞以三维结构排列。您能识别出背景中的良性纤毛上皮细胞吗？与癌细胞相比，纤毛细胞体积更小，且具有更小的细胞核和不同的染色质外观。将非典型细胞与良性细胞进行比较（尤其是细胞核特征）有助于确定非典型细胞继发于反应性非典型细胞还是癌肿瘤

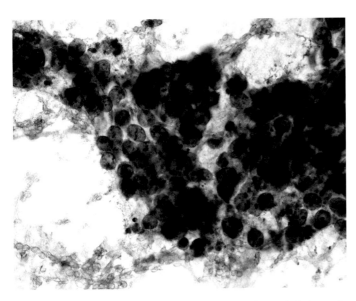

图 6.14d 中分化腺癌［细针穿刺抽吸（巴氏染色；高倍视野）］。癌细胞的核大小几乎没有差异。许多细胞有明显的核仁，细胞核明显增大，细胞质较小。在某些区域，肿瘤细胞形成三维结构并有明显的重叠。虽然所有腺癌都可能有明显的核仁，但最常见于肾细胞癌和前列腺癌。本病例中，患者为原发性肺腺癌

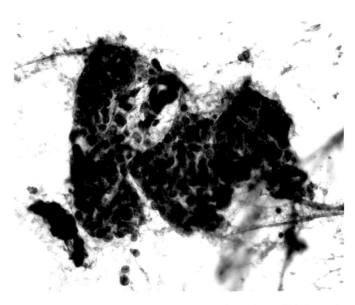

图 6.15a 中分化腺癌［细针穿刺抽吸（巴氏染色；中倍视野）］。在较低的放大倍数下，可以更好地了解这些组织碎片内的细胞排列。细胞形成具有光滑边缘的三维薄片。虽然细胞核显著重叠，但在没有细胞核的薄层内仍有"空"区域，这表明存在腺体或腺泡结构

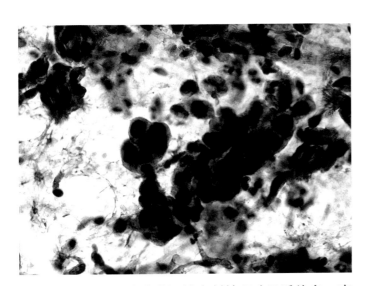

图 6.15b 中分化腺癌［细针穿刺抽吸（巴氏染色；高倍视野）］。将视野中央的癌细胞与背景中的众多良性支气管纤毛上皮细胞进行比较，癌细胞的细胞核是其他良性细胞核的 5 倍以上。纤毛细胞的核大小几乎无差异，而癌细胞可见细胞核大小不一。虽然癌细胞的染色质并未比背景中良性细胞染色质明显深染，但癌细胞必须是非整倍体，从而扩大的细胞核上保持相同数量的色质

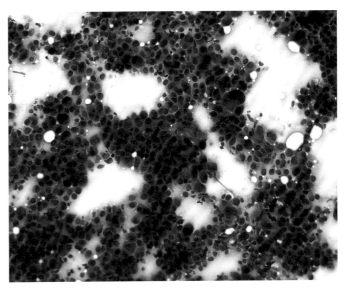

图 6.16a 低分化腺癌［细针穿刺抽吸（迪夫快速染色；中倍视野）］。该视野中充满了不成团的细胞。细胞具有丰富的细胞质，细胞核大小存在明显差异。该视野中部分细胞的细胞核明显增大，提示恶性。然而，肿瘤细胞没有提示特定起源的特征。由于细胞不粘连且不会形成组织碎片，因此这可能是低分化癌、黑色素瘤或肉瘤。低分化癌的角蛋白可能呈阴性，因此免疫组织化学检查并不总是有用

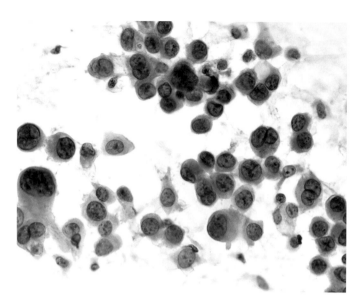

图 6.16b　低分化腺癌 [细针穿刺抽吸（巴氏染色；高倍视野）]。癌细胞不结团；大多数只包含单个核，部分细胞为双核。虽然染色质模式未呈现明显的恶性，但部分细胞具有高度复杂的核边界和升高的核质比。通过这种现象可将之诊断为恶性肿瘤，如果有可用的细胞块样本，免疫组织化学检查可能有助于确诊癌症

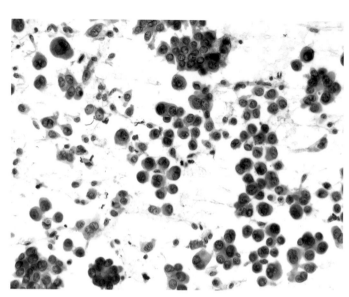

图 6.16c　低分化腺癌 [细针穿刺抽吸（巴氏染色；高倍视野）]。仔细检查标本可能会发现有关肿瘤起源的线索。在这种情况下，虽然大多数细胞不成团，但癌细胞在视野顶部形成小碎片，在视野左下方形成腺体结构。如果无法进行免疫组织化学检查或其结果无临床意义时，该样本至少可提示诊断腺癌

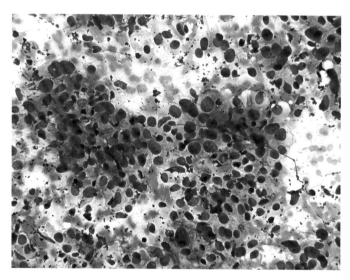

图 6.16d　低分化腺癌 [细针穿刺抽吸（迪夫快速染色；中倍视野）]。图中细胞较大且细胞核大小在细胞之间差异很大。大多数细胞有偏心性细胞核和纤薄的细胞质，这是腺癌的特征。鳞状细胞癌通常具有位于中央的细胞核和致密的细胞质。观察到明显的核仁是更常见于腺癌的特征，但有时也可见于鳞状细胞癌。虽然细胞形成了近似腺泡排列的三维碎片，但未观察到明确的腺体形成

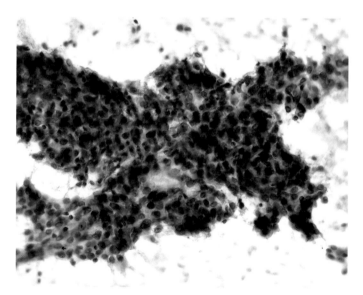

图 6.17a　低分化腺癌 [细针穿刺抽吸（巴氏染色；中倍视野）]。本图中观察到的细胞核大小不一（细胞核比相邻细胞核大 4 倍以上）是腺癌的常见表现。染色质呈深染的颗粒状，核边界中度不规则。在鳞状细胞癌中，核大小存在差异还伴有固缩核和（或）明显不规则的核边界

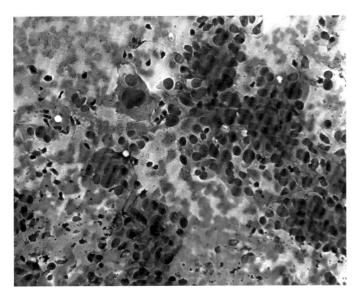

图 6.17b　低分化腺癌［细针穿刺抽吸（迪夫快速染色；中倍视野）］。该标本中可观察到腺癌的一些腺体分化的迹象，在视野顶部可观察到更明显的腺样结构。然而，在其他区域，腺癌细胞单独存在并具有明显的细胞核大小不一，这是低分化腺癌的特征。许多细胞含有大量细胞质，可能与黏蛋白生成有关

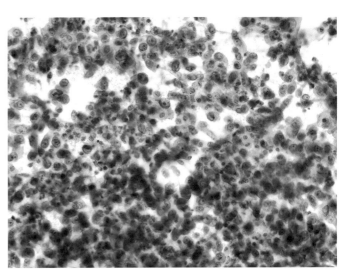

图 6.17c　低分化腺癌［细针穿刺抽吸（巴氏染色；中倍视野）］。细胞不成团或形成小碎片。背景中有颗粒状碎片表明这是一个坏死性肿瘤，这也可以解释单个细胞是如何分离的。细胞具有偏心性细胞核和纤薄的细胞质。部分细胞呈柱状，但缺乏纤毛，并具有可见于其他癌细胞的明显核仁。细胞不成团、罕见的双核和明显的核仁需考虑黑色素瘤的可能性，但细胞核明显的多形性使黑色素瘤的可能性非常小

图 6.18　非小细胞癌［痰（巴氏染色；高倍视野）］。癌细胞呈片状，核仁明显，核大小不一，核质比高，核边界不规则。细胞分化差，在没有角化、腺体形成和黏蛋白的情况下，很难确定是鳞状细胞癌、腺癌或腺鳞癌。如果留取足够多的痰，可对细胞块进行免疫组织化学检查来缩小鉴别诊断的范围

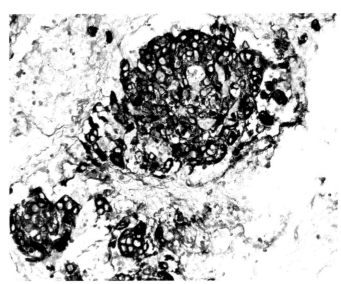

图 6.19a　腺癌［细针穿刺抽吸（CK7 免疫组织化学染色；高倍视野）］。细胞块取自患者的肺部肿瘤。大多数肺腺癌为 CK7 阳性，但其无特异性，因为许多其他部位的腺癌以及部分肺鳞状细胞癌也可表达 CK7。CK7 可能有助于证明一些低分化肿瘤是癌

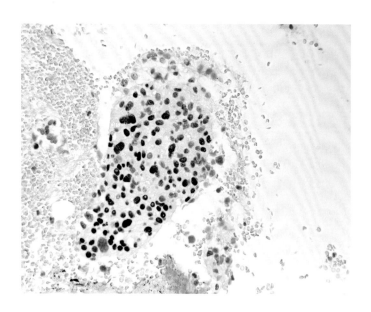

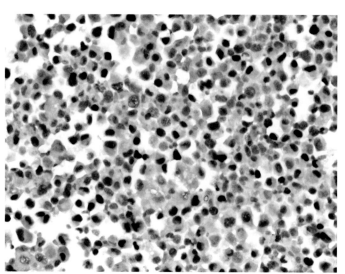

图 6.19b　腺癌［细针穿刺抽吸（TTF-1 免疫组织化学染色；高倍视野）］。该标本中的癌细胞呈 TTF-1 染色阳性。虽然图中不是所有细胞均呈阳性，但典型的肺腺癌细胞核 TTF-1 染色呈弥漫性强染色。肺鳞状细胞癌和间皮瘤通常 TTF-1 阴性

图 6.19c　腺癌［细针穿刺（TTF-1 免疫组织化学染色；高倍视野）］。该标本中，分化差的肿瘤中可观察到分散的细胞群。TTF-1 仅在核染色时被判定为阳性——细胞质染色偶尔可出现在非特异性细胞染色中，如在肝组织中。虽然 TTF-1 对于原发性肺腺癌（75%）和小细胞癌（90%）是一种敏感染色，但非特异性，通常在部分其他肿瘤中也可呈阳性，如来源于甲状腺滤泡细胞的肿瘤，有时在其他部位的肿瘤细胞中也可呈阳性

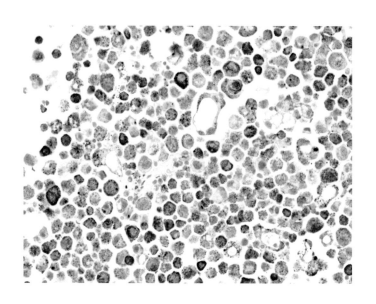

图 6.20　腺癌［细针穿刺抽吸（Napsin A 免疫组织化学染色；高倍视野）］。对于肺腺癌，Napsin A 是一种比 TTF-1 敏感性低但特异性更高的标志物。通常呈细胞质颗粒状染色。Napsin A 通常不在肺小细胞癌或鳞状细胞癌中表达。它通常用于证明腺癌起源于肺，但也可在肾细胞癌中表达，尤其是乳头状肾细胞癌（一项研究显示 79% 呈阳性）

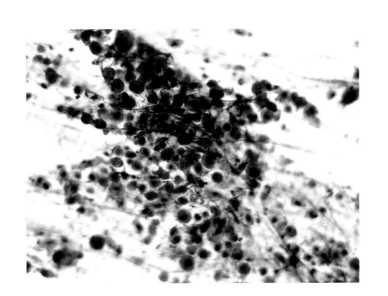

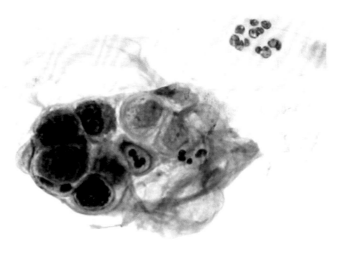

图 6.21a 高分化鳞状细胞癌［痰（巴氏染色；中倍视野）］。该图中细胞排列"拥挤"，众多细胞充满整个视野。约 1/2 的细胞具有明显的嗜橙性、角化的细胞质，符合鳞状细胞特点。这些细胞存在明显的非典型特征，可诊断为高分化鳞状细胞癌。细胞核大且深染（炎症细胞可用于内部细胞大小的比较）。这些大的、深染的细胞核还表现出高核质比。个别粘连的角化细胞也有助于将该标本鉴定为高分化鳞状细胞癌

图 6.21b 高分化鳞状细胞癌［痰（巴氏染色；高倍视野）］。图中为一簇非典型细胞，可见细胞核相互挤压，且具有较大的细胞核、较高的核质比和核深染，这些都是恶性肿瘤的特征。背景中存在的少数中性粒细胞可用于比较细胞大小。细胞质呈深绿松石色并具有密集"坚硬"的角蛋白生成，在该簇细胞团右上方的细胞中尤为明显。鉴于该簇细胞团来自痰样本，且所有癌细胞具有相似的特征，最终诊断为高分化鳞状细胞癌

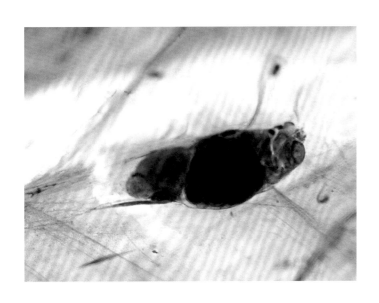

图 6.21c 高分化鳞状细胞癌［痰（巴氏染色；高倍视野）］。图中可见玫瑰色条纹状黏液丝背景中的单簇非典型细胞。细胞簇内可见许多深染、角化、相互挤压的非典型细胞核以及周围淡蓝色细胞质，在中心聚集成紧密的球状结构，左侧的细胞具有致密的绿松石色细胞质，符合角化细胞质，表明该结构具有鳞状分化和角化，提示该肿瘤细胞分化良好。根据细胞核的特征诊断为恶性肿瘤

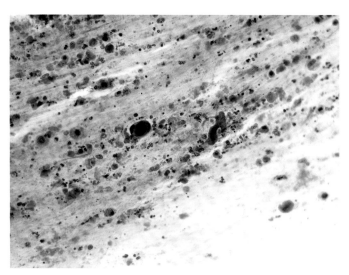

图 6.21d　高分化鳞状细胞癌［痰（巴氏染色；中倍视野）］。图中央清晰可见呈蛛网状、具有明显曲线树突的孤立嗜橙性角化细胞。这种非典型和不规则的角化细胞为诊断恶性鳞状分化提供了有力证据。进一步提示恶性的证据是具有深染细胞核和高核质比的非典型细胞。角化鳞状外观的不规则无核细胞质（巴氏染色为深绿色）联合上述细胞，以及坏死碎片和炎症细胞背景均支持鳞状细胞癌的诊断。肺鳞状细胞癌通常与吸烟史有关

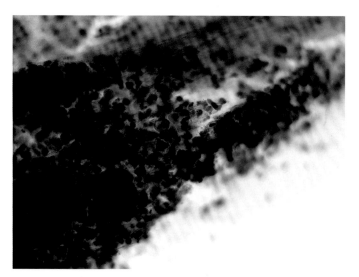

图 6.22a　高分化鳞状细胞癌［痰（巴氏染色；高倍视野）］。在本图中，最先引人注目的是散布在整个视野中的嗜橙性、角化的非典型细胞。仔细观察可见，其他细胞团由具有高核质比和边界不规则的深染核的非典型细胞组成。少数细胞有更丰富的蓝色细胞质，具有典型的鳞状细胞分化。细胞大多具有粘连性，由纤细的丝状痰基质结合在一起（图右上方的条状物），并伴有散在的中性粒细胞和其他炎症细胞。这些炎症细胞可作为比较细胞大小的内在对照。预计痰中会聚集更多的黏液细胞，因为这些细胞会自主脱落，因此通常是肿瘤中较松散的细胞

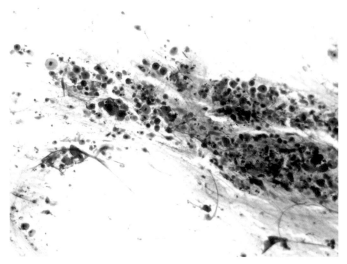

图 6.22b　高分化鳞状细胞癌［痰（巴氏染色；中倍视野）］。图中可见一团鳞状细胞，其中许多细胞发生角化，具有明显的核异型性和核深染，局限于痰本身的黏液基质内。同时可见无核的表面鳞屑。肺鳞状细胞癌通常发生在肺中央区域，累及支气管，并可能出现阻塞性症状。与肿瘤相邻的支气管上皮常有鳞状上皮化生和异型增生

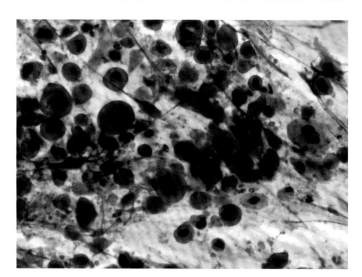

图 6.22c　高分化鳞状细胞癌［痰（巴氏染色；高倍视野）］。图中的肿瘤组织可见丰富的角化细胞和表面的无核细胞，显示出鳞状细胞癌典型的异型性和核深染。明显的角化提示肿瘤分化良好；分化差的肿瘤角化细胞罕见。鳞状细胞癌的其他亚型包括基底细胞样鳞状细胞癌、透明细胞癌、乳头状癌和肉瘤样（梭形细胞）癌

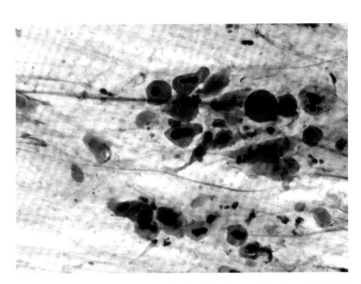

图 6.22d　高分化鳞状细胞癌［痰（巴氏染色；高倍视野）］。区分癌细胞与反应性或化生性鳞状上皮细胞可能很困难，但多个特征有助于鉴别。细胞大小和形状的显著差异以及角化珠的存在提示异型性。此外，细胞核深染、增大且具有非常不规则的核膜。这些特征均提示鳞状细胞癌。鳞状细胞癌是仅次于腺癌的第二常见的肺癌亚型

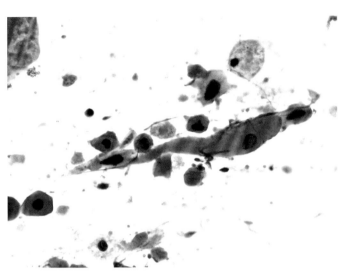

图 6.22e　高分化鳞状细胞癌［痰（巴氏染色；高倍视野）］。该图中的细胞被称为"蝌蚪形细胞"，是一种不对称细胞，一侧有流动的细胞质"尾巴"。这些不典型和奇异的形状提示鳞状细胞癌。此外，周围细胞具有明显的深染细胞核，核边界不规则，核质比升高。肺鳞状细胞癌中反复出现的基因改变包括 *FGFR1* 扩增

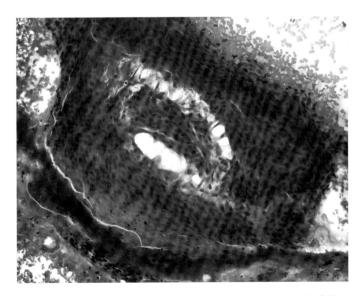

图 6.23　高分化鳞状细胞癌［细针穿刺抽吸（巴氏染色；高倍视野）］。在中央细胞簇和周围环之间的细胞间桥由细胞间的细胞质黏附产生。此特征是鳞状细胞分化良好的诊断依据。在获取肺癌诊断标本方面，细针穿刺抽吸通常优于支气管肺泡灌洗

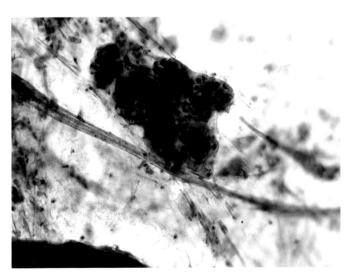

图 6.24a　高分化鳞状细胞癌［支气管刷检（巴氏染色；中倍视野）］。癌细胞排列成紧密的拖尾小叶图案。它们可通过高核质比、核膜不规则、核深染和核大小不一（特别是小叶右下方）被识别为恶性。背景中包含数个脱落的粉红色角化细胞，表明该刷检标本中有鳞状上皮化生。细胞簇内和周围可见中性粒细胞，这是鳞状细胞癌的另一个特征

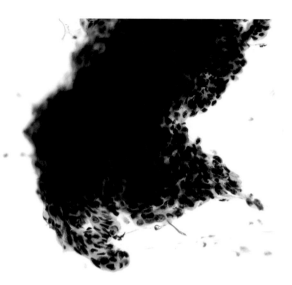

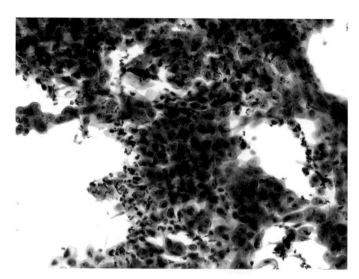

图 6.24b 高分化鳞状细胞癌 [支气管刷检（巴氏染色；高倍视野）]。本图中具有显著核深染和异型性的组织碎片可能提示为恶性肿瘤。在部分区域，细胞具有几乎"流动"的外观并紧密结合。尽管由于缺乏角化细胞导致没有鳞状细胞癌的直接证据，但细胞质坚硬、"玻璃状"的外观仍提示鳞状分化。在分化良好的病例中，鳞状细胞癌可能难以与不典型增生甚至反应性化生区分开来，因此在诊断时应格外谨慎

图 6.24c 高分化鳞状细胞癌 [支气管灌洗（迪夫快速染色；高倍视野）]。图中细胞层似乎在许多方向上被拉伸。除由于细胞-细胞黏附而向各个方向延伸的致密细胞质外，细胞均具有核增大、粗染色质和多个核仁。该支气管灌洗标本中偶尔可见明显的鳞状细胞癌伴有广泛的中性粒细胞浸润。鉴别诊断包括感染性疾病和反应性疾病

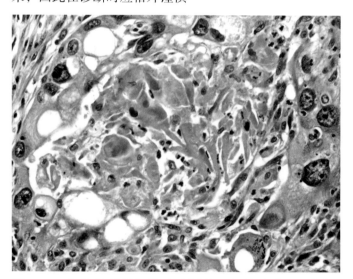

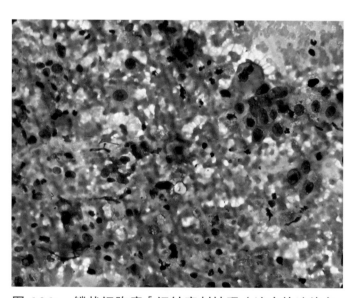

图 6.25 角化性鳞状细胞癌 [活体组织检查（HE 染色；高倍视野）]。这种恶性鳞状细胞巢包含中央角化不良、部分坏死的细胞，周围环绕着具有致密粉红色细胞质和明显核异型性的多边形细胞。右下角有一个非典型的核分裂象。存在角化、有或没有角化珠形成和（或）细胞间桥足以诊断该标本为鳞状细胞癌。在小活检标本中，不能完全排除腺鳞癌的可能性。研究表明，腺鳞癌具有与单纯腺癌相似的腺癌相关突变

图 6.26a 鳞状细胞癌 [细针穿刺抽吸（迪夫快速染色；中倍视野）]。本图为鳞状细胞癌抽吸标本的迪夫快速染色，可见松散的癌细胞群，细胞核大，边界不规则，偶见双核细胞，中等至丰富的蓝色细胞质和核周细小空泡。双核和细胞质空泡均为恶性间皮瘤的相关特征，而不是鳞状细胞癌，但由于这些细胞不具有间皮瘤的特征性大核仁或双色调细胞质，故不能诊断前者

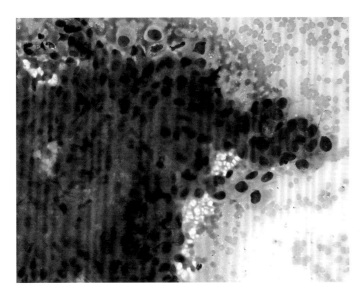

图 6.26b 鳞状细胞癌［细针穿刺抽吸（迪夫快速染色；中倍视野）］。鳞状细胞癌有时可类似其他肿瘤的形态（如间皮瘤，如本例所示）。图中显示的肿瘤边缘呈更为松散地粘连，中倍视野下没有明显的细胞间桥。此外，这些细胞呈模糊的圆形。没有核仁存在，且在图中央右侧有一个似乎是深蓝色角化珠的细胞。缺乏明显的核仁也提示非间皮瘤

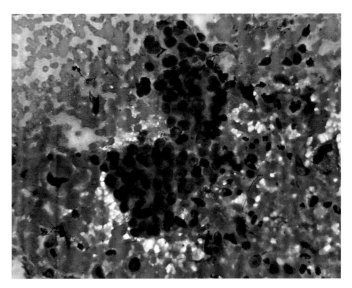

图 6.26c 鳞状细胞癌［细针穿刺抽吸（迪夫快速染色；中倍视野）］。这张肺鳞状细胞癌的图像显示了一些令人困惑的特征。这些非典型细胞簇显示出明显的中央核仁。此外，位于视野右侧边缘的多核组织细胞可能被误认为是多核肿瘤细胞。这些细胞未显示间皮瘤的"开窗现象"或"褶皱缘"特征，但仅凭这张图像很难明确诊断鳞状细胞癌

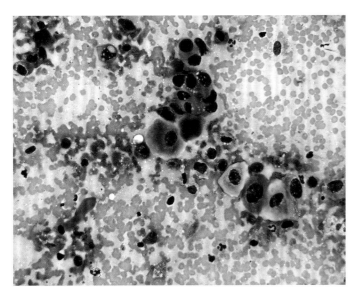

图 6.26d 鳞状细胞癌［细针穿刺抽吸（迪夫快速染色；高倍视野）］。本图显示出间皮瘤的所有特征，即微弱的核周空泡；苍白、褶皱的细胞质边界；细胞间"开窗现象"。细胞质具有更多鳞状病变的坚硬、玻璃状特征，且没有任何真正的"双色调"褶皱缘；此外，核特征与间皮瘤不太一致。在本例中，免疫组织化学染色呈WT-1 和钙视网膜蛋白阴性提示非间皮分化

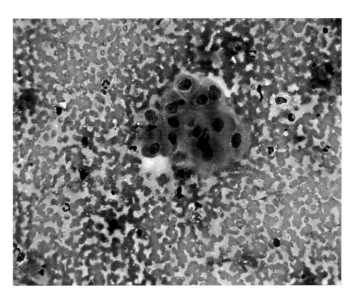

图 6.27a 鳞状细胞癌［细针穿刺抽吸（迪夫快速染色；高倍视野）］。本例中肿瘤细胞聚集体具有明显的细小核周空泡和细胞间边界，部分细胞核具有明显可见的核仁。细胞质的颜色和质地呈现通常与鳞状细胞癌相关的"硬"特征，但没有明显的细胞间桥。背景中无单个非典型间皮细胞及存在更"传统"的非典型鳞状细胞，更倾向于鳞状细胞癌的诊断

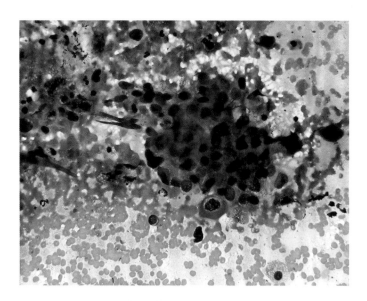

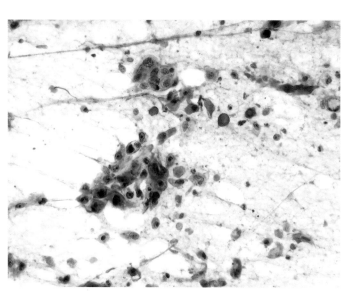

图 6.27b　鳞状细胞癌［细针穿刺抽吸（迪夫快速染色；中倍视野）］。本图中大多数聚集在中央的肿瘤细胞显示出恶性特征，但没有明确的鳞状分化特征。然而，细胞团的 9 点位置左侧有一个细胞，其包含一个大而致密的蓝色细胞质内含物，高度提示角蛋白内含物。使用免疫组织化学染色时应谨慎，尽管间皮细胞 p40 通常呈阴性，但间皮细胞和鳞状细胞均表达 CK5/6。包含每个谱系多个标志物的广谱检测通常最有用

图 6.27c　鳞状细胞癌［细针穿刺抽吸（巴氏染色；中倍视野）］。角化珠和形状不规则的角蛋白碎片是肿瘤鳞状分化的有力证据。图中央的癌细胞群具有明显的核仁、核周透明区和明显的细胞边界，应考虑到间皮瘤的可能性。鳞状细胞癌通常为中央型，肿瘤细胞很少出现在胸腔积液中，而间皮瘤通常可通过胸腔穿刺术诊断，且常表现为肺外周的"肿块"样病变和多个胸膜结节

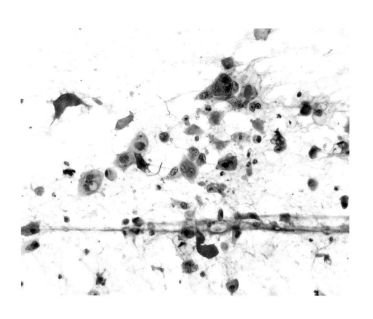

图 6.27d　鳞状细胞癌［细针穿刺抽吸（巴氏染色；中倍视野）］。图中的这些细胞多呈高度非典型和恶性，存在部分多核细胞和许多具有明显核仁的细胞。不规则的嗜橙角蛋白碎片以及不典型的角化细胞倾向于诊断鳞状细胞癌。当鉴别诊断包括间皮瘤时，免疫组织化学染色是必要的，间皮瘤表现为 BAP-1 丢失

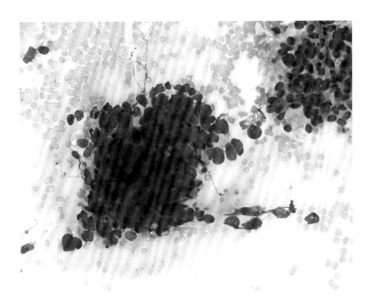

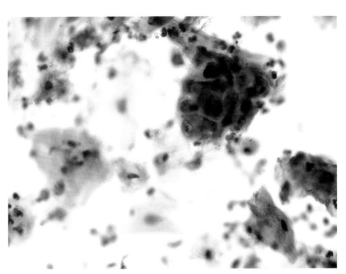

图 6.28a 低分化鳞状细胞癌［支气管刷检（迪夫快速染色；高倍视野）］。图中央的细胞团显示出恶性特征，如核膜不规则、异型性、细胞堆叠和核质比升高等。可与右上角具有光滑细胞核、均匀染色质和丰富细胞质的良性细胞团进行比较。然而，图中没有明确的征象表明恶性细胞的分化——仅提示低分化癌。该病例最终被证实为低分化鳞状细胞癌。确定分化可能需要进行可提示为鳞状分化的免疫组织化学染色和抗原表达检测（如 p40 和 CK5/6）

图 6.28b 低分化鳞状细胞癌［痰（巴氏染色；高倍视野）］。图中右上方可见一簇明显的癌细胞。表现为细胞堆叠、增大的异型核及核深染，且均表现出边界不规则，而其他细胞染色质更加松散，颜色较浅。核仁不明显。癌细胞之间几乎没有空隙，彼此紧密黏附，右上角可见细胞间彼此弯曲堆叠。背景主要由浅表鳞状细胞组成，其中一些发生角化，而另一些则没有，还可见急性炎症细胞和颗粒状金色碎片。这种低分化癌的鉴别诊断范围很广。患者病史和免疫组织化学检查可能会有所帮助。该特殊病例最终诊断为低分化鳞状细胞癌

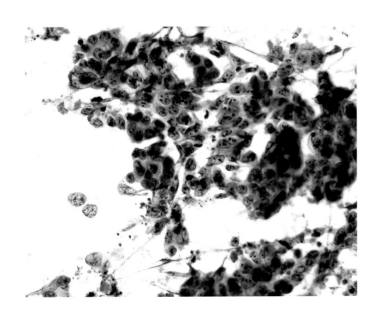

图 6.29a 低分化鳞状细胞癌［细针穿刺抽吸（巴氏染色；高倍视野）］。该图中细胞具有大的、不规则的细胞核和多个偏心且大小不一的核仁，背景中有坏死碎片。在小细胞团中存在一些具有较明显细胞边界的区域提示鳞状分化。鳞状细胞癌的鉴定对于治疗很重要；鳞癌患者在接受化疗联合单克隆抗体贝伐珠单抗治疗时，可能会出现致命性出血

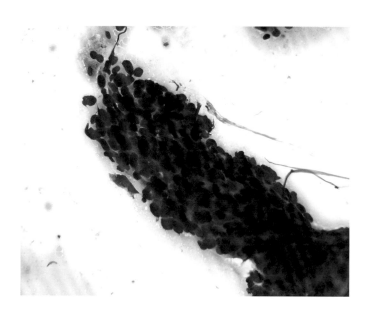

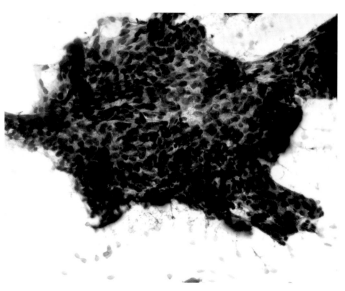

图 6.29b　低分化鳞状细胞癌［细针穿刺抽吸（迪夫快速染色；高倍视野）］。 这种细胞聚集体具有高核质比和流动感，但除此之外几乎没有分化的征象。细胞核具有中等异型性和不规则性，细胞质致密。鳞状细胞癌可能在涂片标本上显示出三维细胞簇，但这不是诊断特征。如果没有鳞状分化的明确证据，则应诊断为非小细胞癌

图 6.29c　低分化鳞状细胞癌［细针穿刺抽吸（巴氏染色；高倍视野）］。 该标本很好地说明细胞层可能是鳞状细胞癌的组成部分。肿瘤分化差，尽管图中细胞的细胞质比通常在小细胞癌中观察到的多，核堆叠，核分裂少，但鉴别诊断仍需考虑小细胞癌

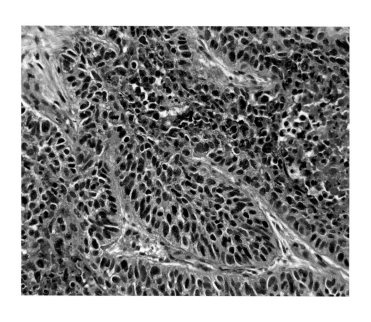

图 6.30a　低分化鳞状细胞癌［肺叶切除术（HE 染色；高倍视野）］。 本例鳞状细胞癌缺乏明确的角化，且没有明确的细胞间桥。凋亡区集中存在于一些癌巢中央；嗜酸性粒细胞增多可能与角蛋白混淆。这种巢状实体生长模式可见于腺癌和鳞状细胞癌；准确分类需要免疫组织化学染色。p40 是目前最特异的鳞状细胞癌标志物；然而，转移性尿路上皮癌也表达 p40，且在形态上可能与鳞状细胞癌相似。在大多数尿路上皮起源的肿瘤中，GATA-3 染色呈阳性

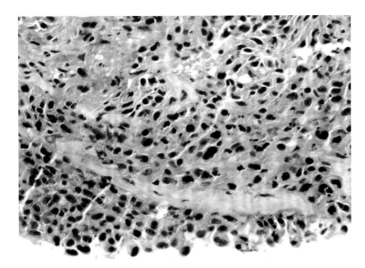

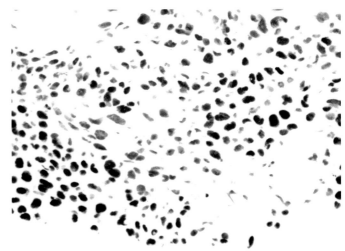

图 6.30b 非角化鳞状细胞癌［活体组织检查（HE 染色；高倍视野）］。通过 HE 染色，该低分化鳞状细胞癌样本未显示出鳞状或腺状分化的细胞质特征。鉴别诊断包括实体型腺癌［TTF-1（＋）和（或）Napsin A（＋）］和无表型的大细胞癌［非小细胞形态、角蛋白（＋）、p40/p63（－）、Napsin A（－）和 TTF-1（－）］。尿路上皮癌有时也类似于鳞状细胞癌，可通过患者病史和免疫组织化学染色［GATA-3（＋）、p40（＋）、p63（＋），以及通常有 CK7（＋）和 CK20（＋）］鉴别

图 6.30c 非角化鳞状细胞癌［活体组织检查（p40 免疫组织化学染色；高倍视野）］。肿瘤细胞中 p40 强染色且相对均匀。TTF-1 和 Napsin A 染色为阴性。该肿瘤是单发的肺门大肿块，符合原发性肺低分化非角化鳞状细胞癌

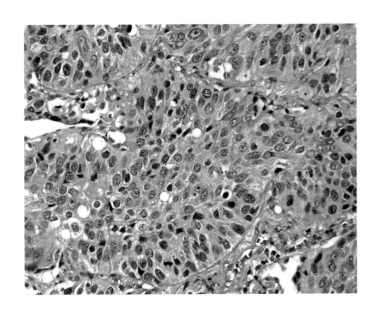

图 6.31 具有神经内分泌特征的鳞状细胞癌［肺叶切除术（HE 染色；高倍视野）］。该低分化非角化鳞状细胞癌表现出局灶性伪栅栏样（底部中心）和有丰富核分裂象的癌巢结构，提示需考虑大细胞神经内分泌癌。在没有明确的角化或细胞间桥的情况下，需要免疫组织化学染色来区分鳞状细胞癌［p40（＋）、p63（＋）、CK5/6（＋）、TTF-1（－）、突触小泡蛋白（－）、CD56（－）］与大细胞神经内分泌癌［突触小泡蛋白（＋）、CD56（＋）、TTF-1（＋／－）、p40（－）、p63（－）］和实体型腺癌［Napsin A（＋）、TTF-1（＋）、突触小泡蛋白（－）、CD56（－）］

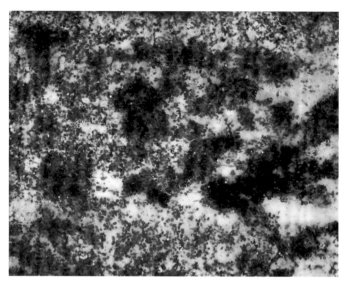

图 6.32a　基底样鳞状细胞癌［细针穿刺抽吸（迪夫快速染色；低倍视野）］。涂片中细胞明显增多，符合基底样鳞状细胞癌，细胞核增大，部分细胞具有异型性且细胞核不规则，细胞质稀少。鉴别诊断包括小细胞癌和大细胞癌等

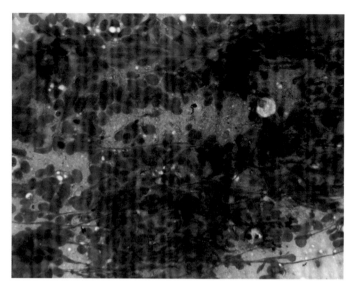

图 6.32b　基底样鳞状细胞癌［细针穿刺抽吸（迪夫快速染色；中倍视野）］。图上方的基底样鳞状细胞癌清晰地显示了横扫的异染色带状细胞外基质，癌细胞少量黏附蓝色细胞质形成薄边界。这种基质也可能以球形的形式存在，类似腺样囊性癌，尤其是在 HE 染色的切片上。但是，基底样鳞状细胞癌只有一个细胞群，通常比腺样囊性癌表现出更明显的异型性。在疑难病例中，p40 和 S100 等标志物的免疫组织化学或免疫细胞化学检查可能有用

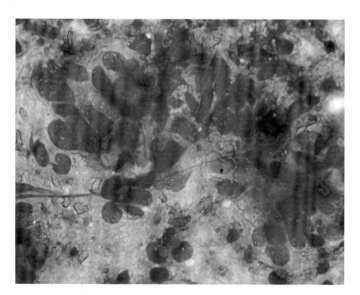

图 6.32c　基底样鳞状细胞癌［细针穿刺抽吸（迪夫快速染色；高倍视野）］。基底样鳞状细胞癌有时呈现类似于小细胞癌的细胞核堆叠。有助于区分两者的特征包括基底样鳞状细胞癌具有蓝色细胞质、异型性增加和核分裂率降低。这些特征均可在图中观察到。如果仍然无法确定基底样鳞状细胞癌，进行免疫组织化学检测时，基底样鳞状细胞癌的神经内分泌标志物应为阴性，而鳞状分化标志物应为阳性

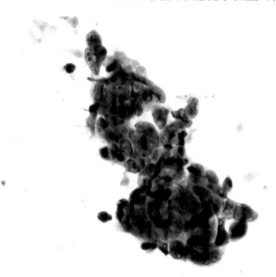

图 6.32d　基底样鳞状细胞癌［细针穿刺抽吸（巴氏染色；高倍视野）］。本图再次证明了基底样鳞状细胞癌的核堆叠，并强调鉴别诊断应包括小细胞癌。尽管图顶部是少数周围有少量蓝色玻璃状细胞质的细胞，但标本中总体细胞质非常少。该标本细胞具有比典型小细胞癌更多的核异型性，更符合鳞状细胞癌。基底样鳞状细胞癌的染色质比典型小细胞癌的染色质更粗糙和不规则

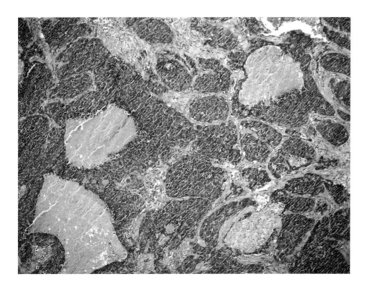

图 6.33a 转移性舌根癌［活体组织检查（HE 染色；低倍视野）］。口咽部非角化鳞状细胞癌很少转移到肺，转移至肺时可能类似于原发性基底样鳞状细胞癌或小细胞癌。低倍视野下这种舌根部转移癌显示出小细胞癌的特征，包括不规则的"蓝色细胞"巢和坏死区

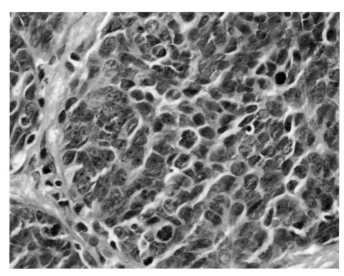

图 6.33b 转移性舌根癌［活体组织检查（HE 染色；高倍视野）］。在高倍视野下，这种转移性肿瘤缺乏分化；无角化或细胞间桥。存在数个核分裂，且有核堆叠，虽然存在不是小细胞癌的典型特征（一些空泡状染色质和易于识别的核仁），但仍提示小细胞癌

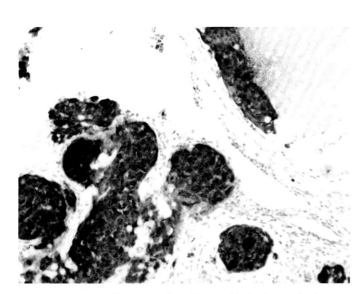

图 6.33c 转移性舌根癌［活体组织检查（p16 免疫组织化学染色；低倍视野）］。该肿瘤呈 p16 弥漫性阳性（右上方坏死区无染色）。肿瘤细胞也表达 CK5/6 和核 p40，突触小泡蛋白、CD56 和 TTF-1 均呈阴性。不足 5% 的肺原发性鳞状细胞癌存在强而均匀的 p16 表达，高危型人乳头状瘤病毒 DNA 几乎从未被检测到

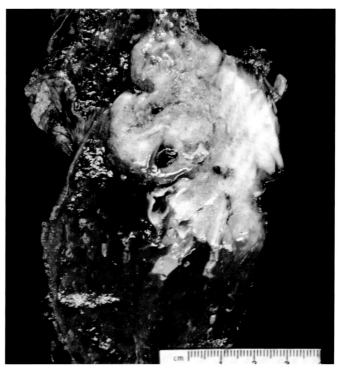

图 6.34 鳞状细胞癌［肺叶切除术（大体标本）］。该全肺切除标本显示了鳞状细胞癌的大体特征，包括病灶较大、边缘突出、黄白色和中央型病灶。存在两个合并出血的小空洞病灶。鳞状细胞癌常有空洞，而腺癌很少有空洞

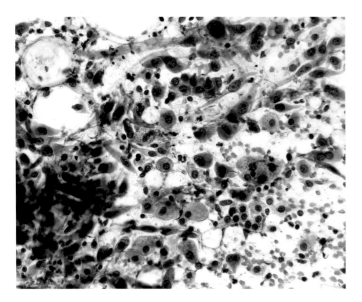

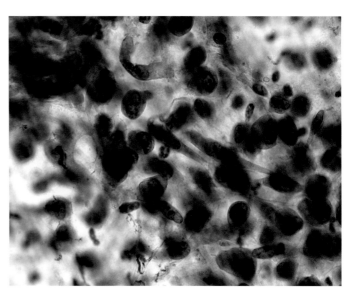

图 6.35a　肉瘤样癌［细针穿刺抽吸（巴氏染色；中倍视野）］。 2015 年 WHO 肺肿瘤分类将肉瘤样癌划分为 3 种组织学亚型：多形性癌、梭形细胞癌和巨细胞癌。此外，还将癌肉瘤和肺母细胞瘤归类为肉瘤样癌。所有亚型均为由大细胞组成的低分化恶性肿瘤，组织学定义为具有一定比例的巨细胞、多形细胞和梭形细胞成分与常规非小细胞癌和小细胞癌混合。因此，根据 WHO 的分类，应只通过切除标本进行特定亚型的明确诊断，而不是细针穿刺抽吸的小标本或细胞学标本。这些亚型以单一形式出现极为罕见。细胞学涂片呈高度细胞化，含有易于识别的癌细胞。具有上皮样细胞、多形细胞、梭形细胞及巨细胞的癌细胞混合物，提示肉瘤样癌中细胞的异质性

图 6.35b　肉瘤样癌［细针穿刺抽吸（巴氏染色；高倍视野）］。 绝大多数（超过 90%）肉瘤样癌患者为吸烟者，大多数为男性；肿瘤侵袭性强，患者预后很差。大多数肉瘤样癌发生在肺外周，主要通过细针穿刺进行细胞学诊断。这种富含梭形细胞的病灶包含具有显著增大的多形性和囊泡状核、大核仁和单极 / 双极细胞质突起的细胞，类似间充质恶性肿瘤。虽然不能用于确诊，但可以观察到基质成分，如类骨质、软骨样和肌源性分化，提示具有异源分化的肉瘤样癌。这些富含恶性梭形细胞的涂片的鉴别诊断包括高级别肉瘤（如平滑肌肉瘤）、转移性肉瘤样癌、肉瘤样间皮瘤和恶性黑色素瘤

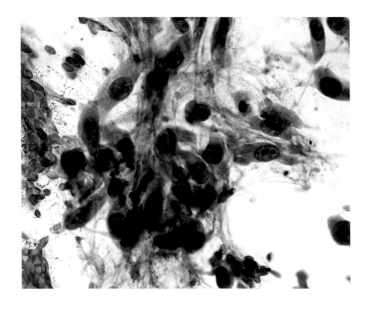

图 6.35c　肉瘤样癌［细针穿刺抽吸（巴氏染色；高倍视野）］。 该图可见具有明显细胞核增大和一定程度异型性的多边形细胞和梭形细胞。免疫组织化学染色显示上皮和间充质标志物的不同结果。几乎所有细胞都表达波形蛋白，但分化的上皮细胞（如腺癌和鳞状细胞癌）表达的细胞角蛋白在梭形细胞和巨细胞中不表达或呈弱阳性。TTF-1、p63、BerEp4 和 p40 阳性染色（如果存在）非常有助于将这些梭形细胞与真正的肉瘤区分开来

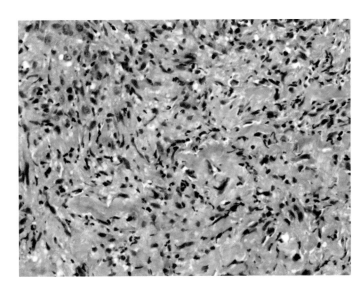

图 6.36a 梭形细胞型肉瘤样癌［双肺叶切除术（HE 染色；低倍视野）］。这种梭形细胞癌表现为具有胸壁浸润的大肿块。图中可见细胞丰富，包括炎症细胞及左上角的更为饱满的细胞，但主要的细胞类型是淡染的梭形细胞。HE 染色中未见明显的特异性分化；组织学提示纤维炎症、肉瘤样间皮瘤或肉瘤

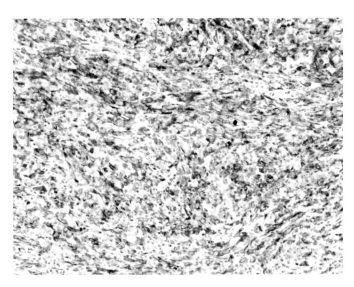

图 6.36b 梭形细胞型肉瘤样癌［双肺叶切除术（CAM5.2 免疫组织化学染色；低倍视野）］。细胞角蛋白免疫染色（CAM5.2）突出了具有强角蛋白表达的梭形细胞群。除梭形细胞癌外，鉴别诊断还包括反应性增生和肿瘤性间皮增生。间皮增生通常表达 WT-1、钙视网膜蛋白和 D2-40（podoplanin），且需要通过结构来区分良性和恶性间皮病变

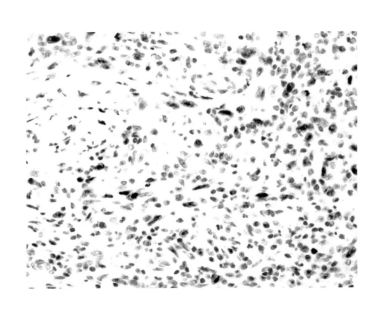

图 6.36c 梭形细胞型肉瘤样癌［双肺叶切除术（TTF-1 免疫组织化学染色；低倍视野）］。TTF-1 免疫染色显示中等核染色，提示梭形细胞癌可能来源于低分化腺癌。间皮标志物为阴性

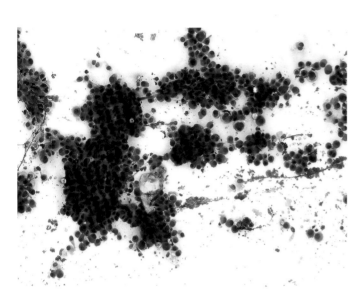

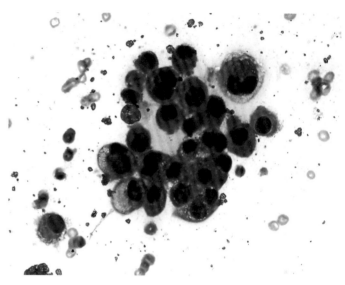

图 6.37a　上皮样间皮瘤［细针穿刺抽吸（迪夫快速染色；低倍视野）］。间皮瘤是胸膜的恶性肿瘤，因此虽然也会进行胸膜经皮穿刺活检，但绝大多数肺细胞学标本来自胸腔积液。WHO 将间皮瘤分为 3 种组织学亚型：肉瘤样、双向型和上皮样，其中上皮样间皮瘤最常见。间皮瘤与石棉暴露直接相关，少数患者与放疗有关。对诊断有价值的是胸部 X 线可见弥漫性环状胸膜增厚。在某些情况下，胸膜表面存在多个单独的结节斑块；这些最终融合形成一个单个肿块。阳性积液几乎仅见于上皮样间皮瘤，因为肉瘤样亚型很少有细胞脱落到胸膜腔。这张细胞丰富的涂片显示了淡染的间皮细胞，呈簇状、平板状和单个细胞。单纯通过该细胞学涂片不能诊断间皮瘤

图 6.37b　上皮样间皮瘤［细针穿刺抽吸（迪夫快速染色；中倍视野）］。诊断间皮瘤的两个主要难点是将其与反应性间皮细胞和腺癌区分开来。组织侵袭是这种恶性肿瘤的标志，在细胞学中无法评估。因此，对确诊的敏感性较低（占总病例数的 20% ～ 30%）

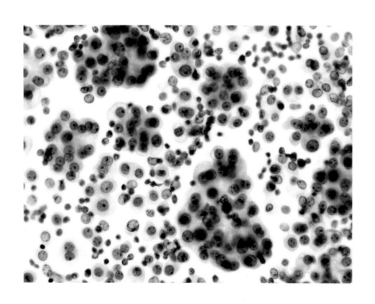

图 6.37c　上皮样间皮瘤［细针穿刺抽吸（巴氏染色；中倍视野）］。积液中较常见的细胞学表现是具有光滑、扇形或钉状外轮廓的桑葚样细胞团。在细针抽吸涂片中，细胞通常排列成平板状。单个细胞呈松散的簇状，狭缝状空间（"窗口"）将它们彼此隔开。细胞具有大的圆形细胞核，轮廓光滑，细胞质适中。本图中双核并不少见。同样常见的是在部分细胞中观察到的"双色调"致密内质和苍白的外周外质。单个大核仁为典型特征

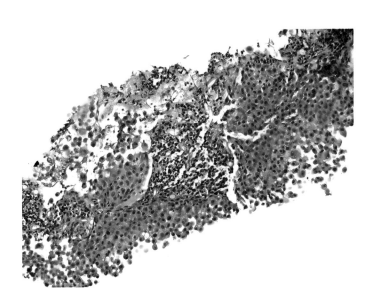

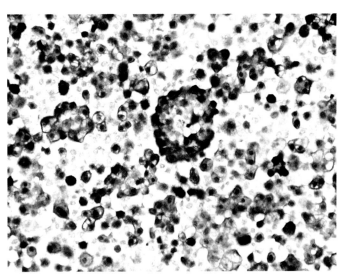

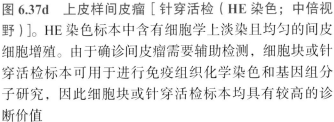

图 6.37d 上皮样间皮瘤［针穿活检（HE 染色；中倍视野）］。HE 染色标本中含有细胞学上淡染且均匀的间皮细胞增殖。由于确诊间皮瘤需要辅助检测，细胞块或针穿活检标本可用于进行免疫组织化学染色和基因组分子研究，因此细胞块或针穿活检标本均具有较高的诊断价值

图 6.37e 上皮样间皮瘤［细针穿刺抽吸（钙视网膜蛋白免疫组织化学染色；中倍视野）］。细胞离心涂片可用于检测钙视网膜蛋白（如图所示）、CK5/6、D2-40 和 WT1 的表达，以支持间皮瘤或反应性间皮细胞的诊断。然而，如果存在 BerEp4、MOC31 和 TTF-1 表达，则提示可能为肺腺癌。由于没有免疫组织化学标志物可以区分间皮瘤和良性反应性间皮细胞，建议进行荧光原位杂交检测 9p21 缺失（存在于大多数间皮瘤中）。国际间皮瘤专家组建议对反应性间皮增生与恶性间皮瘤的模棱两可的病例使用"非典型间皮增殖"一词

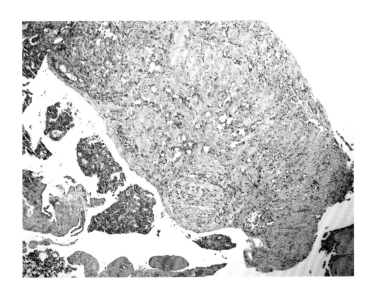

图 6.38a 上皮样恶性间皮瘤［活体组织检查（HE 染色；低倍视野）］。在弥漫性上皮样恶性间皮瘤的致密外皮内，嵌入的上皮样肿瘤细胞以多形混合模式排列，图中包括具有筛状病灶的管状乳头状细胞和单个细胞的单细胞串。其他模式还包括实性、小梁和（或）微囊状；罕见的变异包括蜕膜和小细胞型。虽然炎症性和反应性胸膜损伤也可能伴有纤维增厚，但恶性间皮瘤的特点是致密胶原性胸膜被肿瘤性间皮细胞全层浸润，这与良性病变（包括在部分有石棉暴露史的患者中观察到的慢性胸膜炎）中胸膜表面附近的细胞分层组织不同

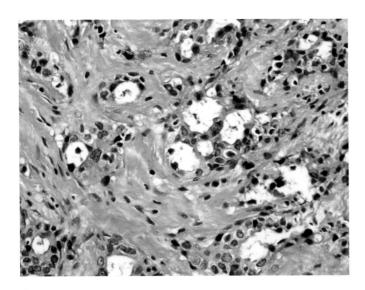

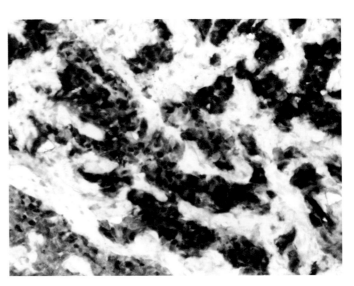

图 6.38b　上皮样恶性间皮瘤［活体组织检查（HE 染色；高倍视野）］。虽然上皮样恶性间皮瘤的单个细胞通常相对淡染，但本例仍显示出中度多形性，且有不规则的泡状核和较多核仁。初诊病例中，若未进行免疫组织化学染色和详细的全身影像学检查，则无法与腺癌相鉴别。少数病例有高级别或间变性细胞学结果，需要免疫组织化学染色以排除肉瘤或间变性癌。任何腺癌都可能累及胸膜，但肺是转移性胸膜疾病最常见的原发部位，其次是乳房和胃。恶性血管肿瘤很少累及胸膜且类似于间皮瘤；血管肉瘤和上皮样血管内皮瘤可以通过免疫组织化学染色（CD31、CD34、因子Ⅷ、ERG）进行鉴别诊断

图 6.38c　上皮样恶性间皮瘤［活体组织检查（钙视网膜蛋白免疫组织化学染色；高倍视野）］。上皮样恶性间皮瘤钙视网膜蛋白染色通常强而均匀，敏感性和特异性超过 90%。WT-1 的敏感性稍低，但特异性接近 100%。其他具有较高敏感性但特异性稍差的阳性标志物包括 D2-40（podoplanin） 和 CK5/6。MOC31 和 BerEP4 在大多数腺癌中呈阳性，在间皮瘤中通常呈阴性。CEA、TTF-1 和 CD15（LeuM1）对腺癌的敏感性稍低，但如果呈阳性，则基本上可排除间皮瘤

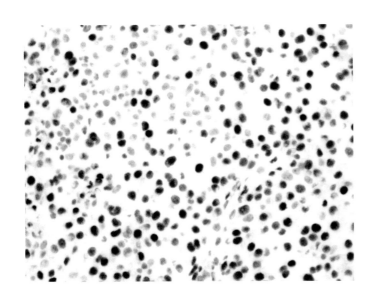

图 6.38d　上皮样恶性间皮瘤［活体组织检查（WT-1 免疫组织化学染色；高倍视野）］。WT-1 是一种核蛋白，在胚胎 / 胎儿肾细胞和发育中的体腔表面细胞中高度表达。在所有类型的间皮瘤中，它通常在超过 50% 的细胞中呈阳性，尽管强度可能有所不同。在上皮样恶性间皮瘤中，WT-1 表达通常强而均匀（如本例）。正常间皮通常呈阴性，但反应性间皮细胞也可能表达这种癌胚抗原；广泛的免疫染色以及全面评估异型性、影像学检查和详细的病史是排除反应性增生的最佳方法

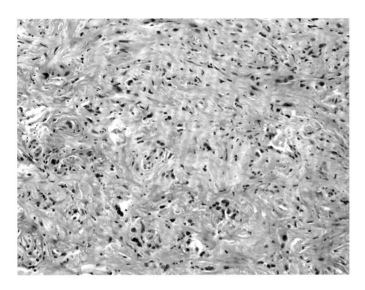

图 6.39　肉瘤样间皮瘤 [切除术（HE 染色；高倍视野）]。肉瘤样亚型与上皮样亚型的大体外观相似，但肉瘤样亚型的主要组织学特征为致密的胶原基质和梭形肿瘤细胞。"双相型"肿瘤具有混合模式，至少有 10% 的上皮样亚型和 10% 的梭形细胞亚型。"促纤维增生性"间皮瘤呈梭形，呈条状或"无模式"的生长模式和致密的间质，使人想到皮肤促纤维增生性黑色素瘤。在本例中，肉瘤样间皮瘤的异型性很小或在重度反应性改变的范围内（如慢性机化性脓胸）。鉴别诊断包括肉瘤和肉瘤样癌。肉瘤样间皮瘤通常表达角蛋白和 WT-1（至少局灶性表达）；明确诊断需要在低倍视野下观察细胞结构、广泛的免疫染色、详细的影像学资料及病史

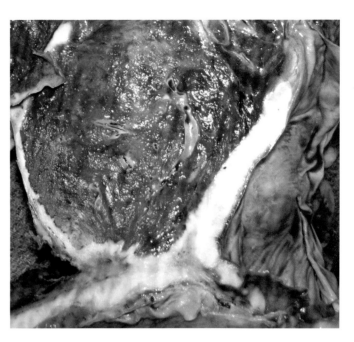

图 6.40　间皮瘤 [切除术（大体标本）]。该胸膜肿瘤累及肺基底，浸润横膈膜和邻近的肺实质，并沿胸膜表面向上延伸。通常的结果是脏胸膜和壁胸膜通过数厘米厚的外皮融合在一起；在非融合区，可形成大量胸腔积液。常并发支气管肺炎（如图左上角）。肿瘤生长广泛时，会出现限制性通气障碍

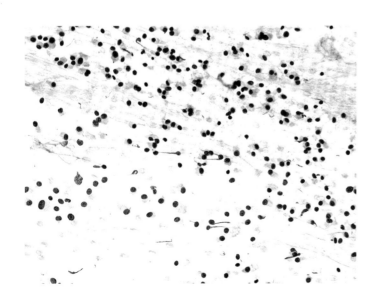

图 6.41a　类癌 [细针穿刺抽吸（巴氏染色；低倍视野）]。典型的类癌是一种孤立性肿瘤，起源于支气管黏膜表面下方的中央气道；少部分发生在外周气道。由于肿瘤位于中央黏膜下，类癌可通过支气管刷检和灌洗（如果表面出现溃疡）以及细针穿刺活检进行细胞学诊断，但很少进行痰细胞学检查。患者多为 40 ～ 50 岁，比其他类型的肺神经内分泌肿瘤患者更年轻。支气管刷检涂片中类癌的细胞构成多变，大多数如图中所示，包含单个和短链排列的单形细胞。其他类型包括腺泡型和三维簇型。该图显示的干净的涂片背景是典型的类癌细胞，在诊断上有助于将这种神经内分泌肿瘤亚型与更具侵袭性的其他亚型区分开

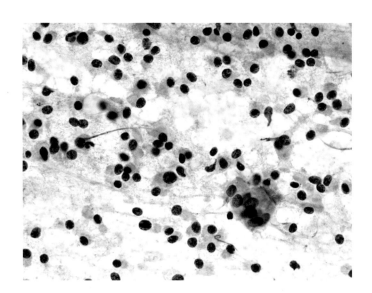

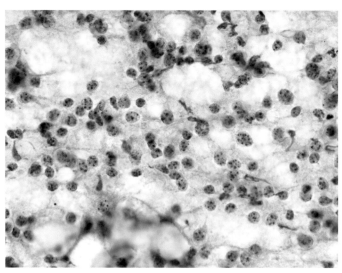

图 6.41b　类癌 [细针穿刺抽吸（巴氏染色；高倍视野）]。作为神经内分泌癌中侵袭性最低的亚型，类癌的 5 年生存率超过 90%，但仍有 10% ～ 15% 的区域淋巴结转移率，以及约 5% 的肺外转移率。仔细观察支气管刷检涂片标本可见细胞内的核单一性和核偏位。可见类癌细胞核的大小和形状与该单个簇中的支气管细胞的大小和形状非常相似。然而，与支气管细胞不同的是，类癌细胞较松散，缺乏终板和纤毛

图 6.41c　类癌 [细针穿刺抽吸（巴氏染色；高倍视野）]。类癌的细胞核染色质颗粒度可以从细小且均匀分散至细胞核内更粗糙和不均匀的分布。该例中，粗颗粒形成了所谓的经典"椒盐"染色质模式，高度提示神经内分泌细胞。由于酒精固定制片中的细胞质通常不如风干涂片中的明显，因此类癌肿瘤细胞更类似淋巴细胞 / 淋巴瘤和非淋巴恶性小圆细胞肿瘤。尽管如此，细胞形态单一和经典的核特征，加上没有核分裂象、单个细胞坏死和背景肿瘤病变，是本例诊断类癌的强有力的形态学标准

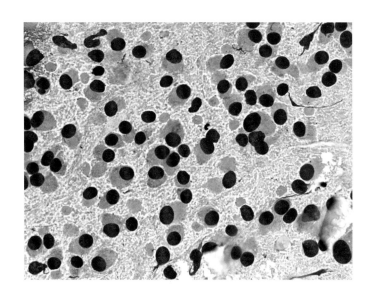

图 6.41d　嗜酸细胞性类癌 [细针穿刺抽吸（迪夫快速染色；高倍视野）]。与上图相比，嗜酸细胞性类癌含有更多的细颗粒状细胞质。由于细胞制备问题等原因，细胞核出现拖尾效应，缺乏上图中的颗粒度。染色质颗粒度和核染色质排列等细胞学细节及核轮廓在风干涂片中通常不太明显。分离的细胞形态和细胞核偏位使这些嗜酸细胞呈"浆细胞样"外观，从而导致多种诊断，包括浆细胞骨髓瘤、乳腺小叶癌、转移性嗜铬细胞瘤、转移性甲状腺癌和恶性黑色素瘤。在该病例中，类癌的特征是在涂片背景中存在细胞质链，形成所谓的虎斑状模式

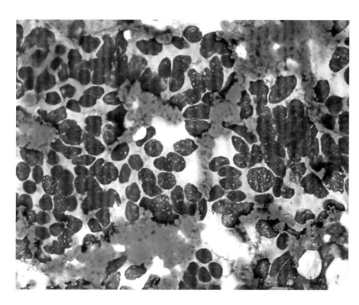

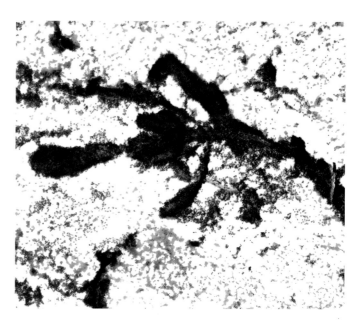

图 6.42a 类癌［细针穿刺抽吸（迪夫快速染色；高倍视野）］。类癌细胞有时会显示挤压伪影，细胞极端聚集，细胞核相互"堆叠"，形态学类似小细胞癌。避免误诊小细胞癌的特征包括不存在核分裂、单个坏死 / 凋亡细胞以及该视野中所见的坏死细胞背景。Ki-67 染色在区分类癌肿瘤与小细胞癌时发挥重要作用。与小细胞癌或大细胞神经内分泌癌相比，类癌的 Ki-67 染色指数不足 10% ～ 20%，而小细胞癌大于 50%，通常高达 90%

图 6.42b 类癌［细针穿刺抽吸（巴氏染色；低倍视野）］。由于类癌具有广泛的血管网络，因此部分抽吸物会合并大的血管组织碎片，从而形成乳头状外观。图中除了粗分叉的三维乳头状碎片外，还散在分布着单个细胞、裸露的细胞核和松散的细胞簇。细胞核特征与上文图片观察到的特征相同

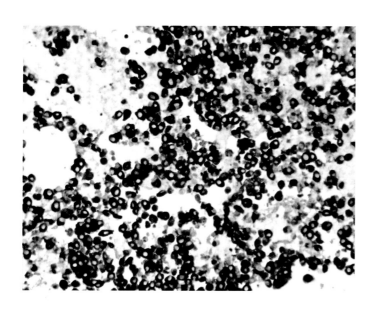

图 6.42c 类癌［细针穿刺抽吸（突触小泡蛋白免疫组织化学染色；低倍视野）］。应用免疫组织化学标志物大大促进了对所有神经内分泌肿瘤亚型的诊断。突触小泡蛋白（如图所示）是最可靠的神经内分泌标志物，但它并不完全特异，如在黑色素瘤和甲状旁腺腺瘤中也会有异常表达。突触小泡蛋白免疫组织化学染色常与嗜铬粒蛋白 A 染色联合进行，有时与 CD56 和 TTF-1 联合进行（约 1/3 的类癌呈 TTF-1 阳性）。神经元特异性烯醇化酶是一种非特异性标志物，无临床实用价值。除泛细胞角蛋白染色外，类癌也可表现为波形蛋白点状染色，很少出现 S100 染色。在酒精固定涂片中，许多免疫组织化学染色的强度会降低

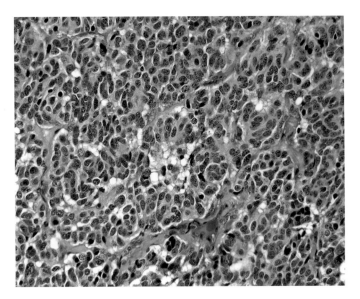

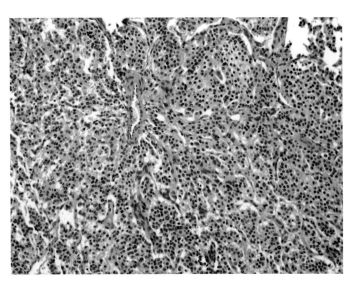

图 6.43a　典型类癌 [肺叶切除术（HE 染色；高倍视野）]。该典型类癌标本显示了类器官的巢状结构，没有坏死或明显的核分裂。肿瘤细胞呈多边形，染色质呈细颗粒状，嗜酸性胞质较丰富，核仁不明显。部分病例会有明显的多形性和（或）大核仁。肺外周病变的细胞学通常具有更多梭形细胞。图中可见广泛的纤维分隔，其中包含该肿瘤丰富的脉管系统。若有足够的组织样本量，可将典型类癌与非典型类癌区分开来，非典型类癌具有显著的核分裂活性（HE 染色下每 2 mm² 2 ~ 10 个）和（或）点状或带状坏死

图 6.43b　典型类癌 [肺叶切除术（HE 染色；低倍视野）]。该图显示了特征性"器官样"巢状结构（图右侧），图最左侧有一个更明显的小梁结构。可观察到玫瑰花环或乳头状结构。分隔隔膜富含血管；这些肿瘤的小活检标本可能有明显出血。大多数类癌为中央型肿瘤，位于支气管内，但 20% ~ 30% 位于外周，细胞学更多呈梭形

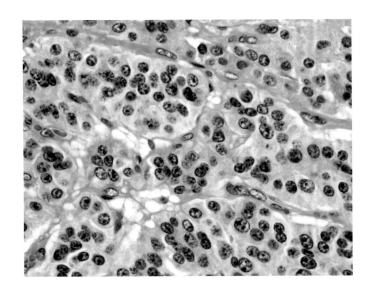

图 6.43c　典型类癌 [肺叶切除术（HE 染色；高倍视野）]。这种巢状肿瘤的细胞呈圆形至多边形，具有丰富的嗜酸性细胞质。细胞核有点状、颗粒状、开放的染色质（"椒盐"型）。在有任何程度的挤压伪影的小活检中，免疫染色可能有助于排除非小细胞癌；类癌肿瘤表达细胞角蛋白、嗜铬粒蛋白、突触小泡蛋白和 CD56，TTF-1 和 p40 呈阴性。非典型类癌在组织学上相似，但其核分裂率为（2 ~ 10）/2 mm² 和（或）存在坏死，通常为点状而非带状坏死。周围型肿瘤可能更符合非典型类癌的标准。小活检通常不能可靠地排除非典型类癌

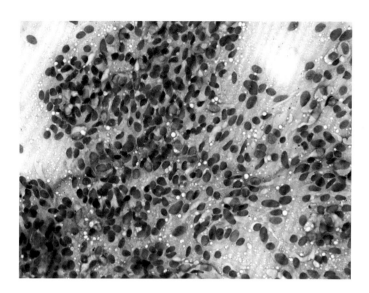

图 6.44a　梭形细胞类癌［细针穿刺抽吸（迪夫快速染色；中倍视野）］。 梭形细胞类癌更常见于肺外周。通常是单一的、边界清楚的结节，直径很少超过 3 cm。穿刺抽吸标本涂片中通常有很多细胞，以松散的梭形细胞群为主，几乎没有细胞核大小不一。细长的细胞质使细胞核呈现梭形外观，细胞核可以是卵圆形或细长形，很少呈圆形。核染色质与典型类癌的染色质相似，只是可能出现核堆叠，但仅为局灶性，这增加了诊断小细胞癌的可能性。核分裂少和肿瘤没有坏死均为提示类癌的诊断依据

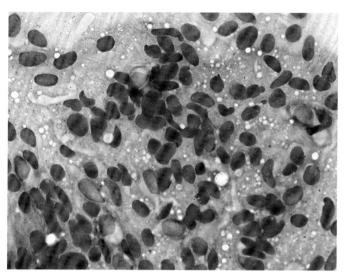

图 6.44b　梭形细胞类癌［细针穿刺抽吸（迪夫快速染色；高倍视野）］。 这种梭形细胞的合胞体细胞簇含有低色素细胞核。这种风干涂片导致类癌特有的核质颗粒度不明显。尽管如此，图中没有增大的核仁、核分裂、坏死碎片和广泛的核堆叠有助于排除大细胞神经内分泌癌。部分细长的细胞核表现出类似上皮样组织细胞核形状的轻微凹痕。免疫染色有助于鉴别梭形细胞类癌与其他原发性和转移至肺的梭形细胞肿瘤鉴别，包括梭形细胞黑色素瘤、梭形细胞鳞状细胞癌和许多间叶性肿瘤（包括孤立性纤维瘤、滑膜肉瘤、平滑肌肉瘤和恶性外周神经鞘瘤）

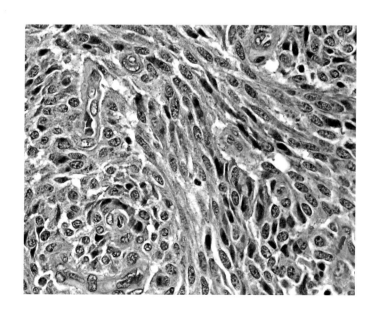

图 6.44c　梭形细胞类癌［肺叶切除术（HE 染色；高倍视野）］。 在周围型类癌细胞学中，梭形细胞亚型更常见，但典型的巢状结构和血管化的间隔仍然存在，肿瘤细胞表达特征性类癌标志物（嗜铬粒蛋白、突触小泡蛋白、CD56）。由于是周围型肿瘤且细胞呈梭形，鉴别诊断需考虑孤立性纤维瘤。孤立性纤维瘤细胞染色质较致密，被胶原纤维细带分开，表达 CD34、bcl-2 和 STAT6

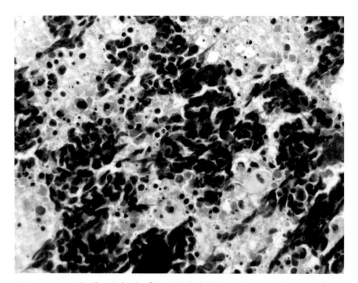

图 6.44d 非典型类癌 [细针穿刺抽吸（巴氏染色；高倍视野）]。在肺神经内分泌肿瘤的分类谱中，非典型类癌在概念上处于相对惰性的类癌与高度侵袭性小细胞癌和大细胞神经内分泌癌之间。因此，许多病理学家认为非典型类癌是神经内分泌癌的"中分化"亚型。WHO 将非典型类癌严格定义为与类癌的形态生长模式和免疫组织化学特征相同的肿瘤，但包含两个额外的诊断标准：存在坏死和核分裂。坏死通常是粉刺样坏死群以及点状单个细胞坏死，核分裂活性定义为每 2 mm^2 有 2 ～ 10 个核分裂。由于该组织学定义，细胞学诊断对于非典型类癌只具有提示意义。由于坏死在非典型类癌中非常常见，因此大多数细针抽吸物类似高级别神经内分泌癌。细胞可呈单个分散，也可紧密成团，偶尔出现三维堆叠。标本通常表现出细胞核堆叠、粗颗粒核染色质、挤压伪影、细胞核拖尾效应和极少的细胞质。常见坏死细胞碎片。本图很容易被误诊为小细胞癌，但手术切除肿块被证明是非典型类癌

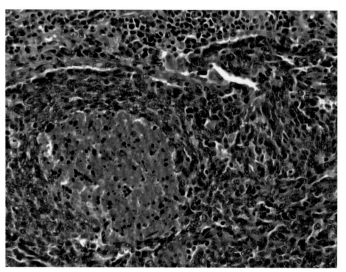

图 6.44e 非典型类癌 [肺叶切除术（HE 染色；高倍视野）]。类癌与吸烟无关，非典型类癌与吸烟存在弱相关性。此外，在 40% ～ 50% 的非典型类癌患者中可见区域淋巴结转移，而在类癌患者中这一比例为 ≤ 15%。非典型类癌通常位于肺外周。这种呈轻微旋转的癌细胞类器官簇显示出局限性边界和明显的粉刺型坏死灶。图中易观察到核分裂。肿瘤细胞核大小约是图顶部相邻淋巴细胞的 3 倍。细胞核显示出粗颗粒染色质，无核仁，只含有少量细胞质。细胞块标本可进行 Ki-67 染色以区分小细胞癌和非典型类癌，后者的 Ki-67 表达指数通常 ≤ 25%，而小细胞癌通常 > 50%

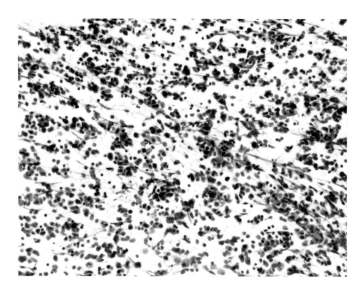

图 6.45a 小细胞癌 [细针穿刺抽吸（巴氏染色；低倍视野）]。小细胞癌是较常见的肺癌类型之一。几乎所有患者都有长期大量吸烟史。由于小细胞癌发生在肺内中央支气管（约 5% 发生在肺外周），因此非常适合应用支气管灌洗液、支气管刷检和痰液进行细胞学诊断。经支气管超声内镜引导细针穿刺抽吸术（EUS-FNA）可用于进行实质肿块和纵隔淋巴结取样，后者可用于临床分期。转移在初诊时即很常见。与小细胞癌相关的副癌综合征包括库欣综合征、抗利尿激素分泌失调综合征和兰伯特-伊顿肌无力综合征。细胞病理学对小细胞癌具有诊断敏感性和特异性。由于肿瘤内缺乏间质纤维化，涂片中细胞很多。在低倍视野下，由于细胞快速更新而使个体细胞具有坏死／凋亡特性，导致可同时观察到较大和较小细胞的双重细胞群

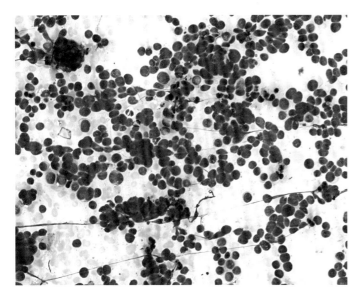

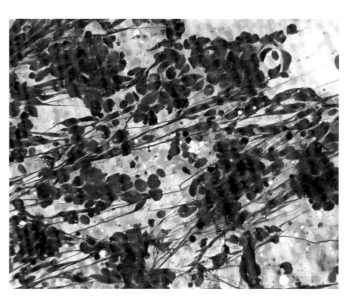

图 6.45b 小细胞癌［细针穿刺抽吸（迪夫快速染色；中倍视野）］。涂片通常显示细胞聚集排列且单个分散。这些细胞簇可能不规则或呈现细胞核与短线状细胞串联，偶尔形成玫瑰花环。在风干涂片中，细胞核更大更圆，因此类似于大淋巴细胞或非小细胞癌。当细胞聚集时，细胞核成角（即"核堆叠"）非常常见。核堆叠是更为可靠的用来识别小细胞癌的形态学标准之一，虽然无特异性。图中可见"干净的"背景，与先前图像的"肿瘤素质"形成对比

图 6.45c 小细胞癌［细针穿刺抽吸（迪夫快速染色；中倍视野）］。由于小细胞癌的细胞核脆弱，很容易被破坏。因此，在细胞涂片中经常可观察到染色质与裸核被挤压拖拉成丝。图中可见呈"玻璃状"外观的极小深蓝色球体，这些"蓝色小体"似乎代表细胞质片段。变形核及核丝是小细胞癌的特征。此外，背景中可观察到异型核碎片

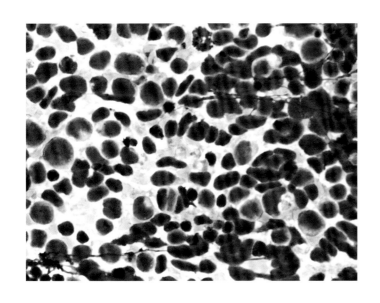

图 6.45d 小细胞癌［细针穿刺抽吸（迪夫快速染色；高倍视野）］。该图说明了小细胞癌的细胞核"可塑性"，其部分呈圆形，部分呈梭形，部分具有"V"形凹痕，可见稀少的细胞质，有些极端堆叠成角（三角形）或薄的圆片状结构，或被拉长并缩进成"香蕉"结构（右上）。核分裂可见于几乎每个高倍视野中。图中央可见细胞核排列成短链。肺储备细胞增生与小细胞癌相似，也由细胞核模糊且胞质极少的小细胞组成，可显示出核堆叠并呈短链分布。但是，肺储备细胞增生甚至比小细胞癌的细胞更小，且缺乏小细胞癌中的核分裂和细胞坏死

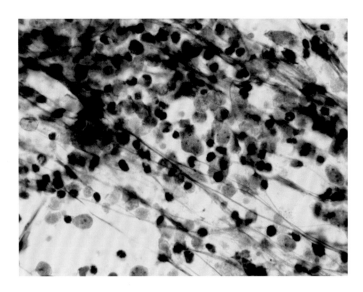

图 6.46a　小细胞癌［细针穿刺抽吸（巴氏染色；高倍视野）］。与大量呈深染小球状的凋亡细胞相比，完整的癌细胞显示出特征性的纤薄、纹理细密且颗粒均匀分散的无核仁的核染色质。这些完整细胞的细胞质非常少，几乎无法识别。该图中令人困惑的方面包括被误认为小淋巴细胞的深染球状体和可能被误认为淋巴腺体的背景嗜蓝碎片（"鬼影细胞"），从而可能误诊为恶性淋巴瘤。尽管本图中无染色巨噬细胞，但其在小细胞癌的抽吸物标本中并不少见，可能成为其他疾病的混杂因素

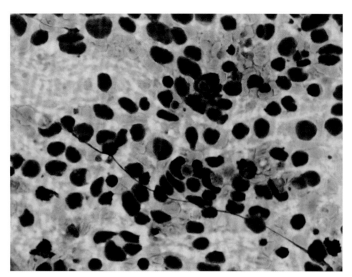

图 6.46b　小细胞癌［细针穿刺抽吸（迪夫快速染色；高倍视野）］。图中央及其正上方可见使部分细胞核形成凹陷的副核"蓝色小体"。在不同病例中，这种深蓝色及"玻璃状"小体的数量各不相同。与"蓝色小体"不同，细胞质黏蛋白空泡在风干和酒精固定涂片中通常为透明或灰白色。"蓝色小体"可能是坏死细胞的残余物，由于它们是无色的，故在巴氏染色的涂片中更难识别。虽然这是小细胞癌的特征，但无特异性。基底细胞样鳞状细胞癌表面上类似于小细胞癌，但缺乏小细胞癌的细胞脆性和细胞更新快的特点，核丝、细胞挤压、核分裂和其细胞特性有助于两者的鉴别。此外，如果仔细寻找，在基底细胞样鳞状细胞癌中常可发现单个的角化鳞状细胞

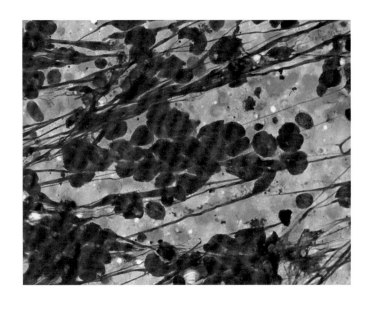

图 6.46c　小细胞癌［细针穿刺抽吸（迪夫快速染色；高倍视野）］。小细胞癌的细胞核的直径比其余淋巴细胞大2～3倍，因此，"小"是一个相对术语。在风干涂片中，它们偶尔会呈现较大的直径，并可能被误认为是大细胞神经内分泌癌。横跨这张图片的长链核质导致的核破坏程度（染色质条纹）在小细胞癌中并不罕见。由于在细胞学样本中很少见到完整的血管，有时在组织切片中看到的核镶嵌（Azzopardi 现象）在细胞学上无法被识别

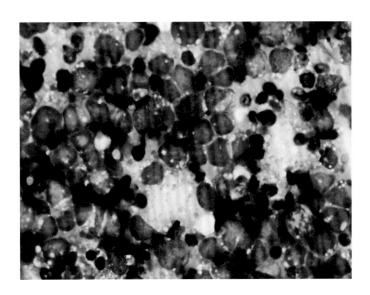

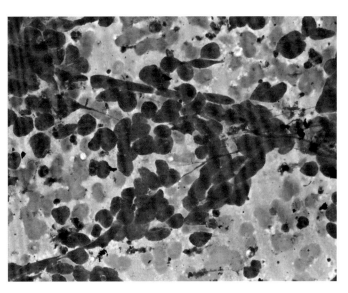

图 6.46d 小细胞癌［细针穿刺抽吸（迪夫快速染色；高倍视野）］。这种不常见的含有细胞质空泡的小细胞癌病例在诊断上具有挑战性。本例中（经组织学和免疫组织化学证实为肺小细胞癌），从肺门淋巴结中抽吸出的细胞质碎片除具有淋巴样外观外，还使人想到淋巴腺体。虽然可观察到一些核堆叠、单个细胞坏死和核分裂象，但这种病灶很容易被误诊为大细胞淋巴瘤。涂片的其他区域显示出更典型的小细胞癌特征

图 6.47a 小细胞癌［细针穿刺抽吸（迪夫快速染色；高倍视野）］。大量核碎片和凋亡小体散布在整个区域，偶尔出现拖尾伪影。存活细胞具有非常高的核质比，几乎表现为"裸核"，并表现出核堆叠。小细胞癌是一种侵袭性疾病，通常在诊断时已有扩散而无法手术切除。即使联合放化疗，5 年生存率仍然很低

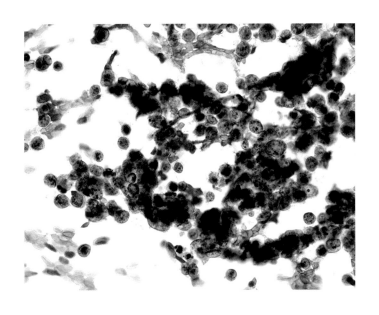

图 6.47b 小细胞癌［细针穿刺抽吸（巴氏染色；高倍视野）］。细胞大小相对均匀，体积小（是淋巴细胞的1.5 ～ 2 倍），细胞质边缘较薄。染色质呈颗粒状且深染，核仁不明显或无核仁。图中右下角可见核堆叠，凋亡细胞明显。虽然在该视野中未观察到，但坏死和肿瘤素质背景是常见特征。部分患者因肿瘤分泌异位激素（通常为抗利尿激素或促肾上腺皮质激素）而出现症状

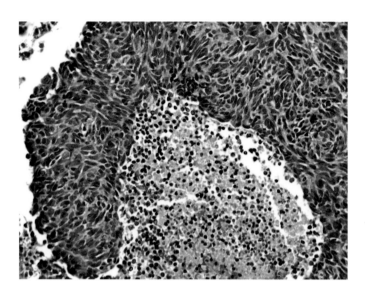

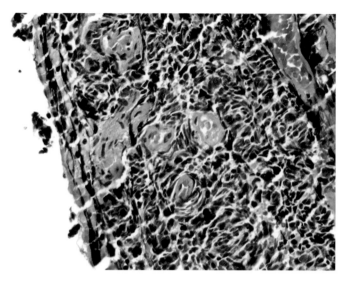

图 6.47c　小细胞癌［细针穿刺抽吸（HE 染色；中倍视野）］。细胞块对于证实小细胞癌神经内分泌分化非常实用。该细胞块不仅显示了小细胞癌典型的坏死和核堆叠，并且突出了在很多小细胞癌病例中观察到的大量梭形核。免疫染色应包括泛细胞角蛋白抗体（如 AE1/AE3 或 CAM5.2）表达呈点状核旁染色或弥漫性细胞质染色，以及突触小泡蛋白、TTF-1、嗜铬粒蛋白和 CD56 染色。CD56 是特异性最低但高度敏感的标志物。Ki-67 染色可用于有争议的情况，小细胞癌的 Ki-67 增殖指数大于50%

图 6.47d　小细胞癌［活体组织检查（HE 染色；低倍视野）］。图中无明显的基质且单个肿瘤细胞的细胞质极少，使细胞呈现典型的"核平铺"外观，伴有活检标本中肿瘤组织的极度脆性。由此产生的挤压和"震颤"伪影通常会掩盖细胞特征，但这些本身就是诊断线索。图中可见丰富的血管。癌巢和类器官样结构不常见；可见杂乱的片状粘连细胞。主要鉴别诊断是恶性淋巴瘤，还包括多种小的蓝色细胞肿瘤，需要常规进行适当的免疫组织化学评估。大细胞神经内分泌癌必须根据形态学予以排除（细胞质较多、明显的核仁、类器官样结构）

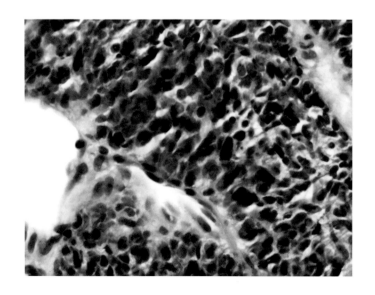

图 6.47e　小细胞癌［活体组织检查（HE 染色；高倍视野）］。肿瘤细胞密集、重叠，常见核堆叠。其特征是深染且没有可识别的核仁。图中央右侧可见细胞凋亡。凝固性坏死区具有特征性，但在小组织活检中通常无法显示，细针穿刺抽吸样本中通常以颗粒状坏死碎片的形式出现。Ki-67 染色增殖率通常超过 80%

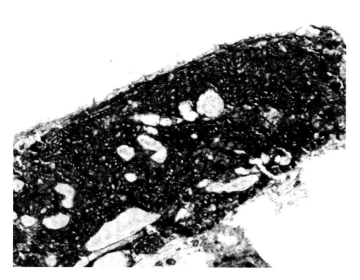

图 6.47f 小细胞癌 ［活体组织检查（CD56 免疫组织化学染色；低倍视野）］。该肿瘤对 CD56 NCAM 呈强染色且弥漫性阳性，CD56 NCAM 是一种高度敏感的神经内分泌标志物，但特异性相对较低。突触小泡蛋白和嗜铬粒蛋白通常呈阳性。但是，小细胞癌会降低神经内分泌标志物的表达，最常见于嗜铬粒蛋白；因此，建议进行神经内分泌组合染色。如果在角蛋白阳性的情况下神经内分泌染色呈阴性，则应考虑基底细胞样鳞状细胞癌 ［p40（＋）、p63（＋）］

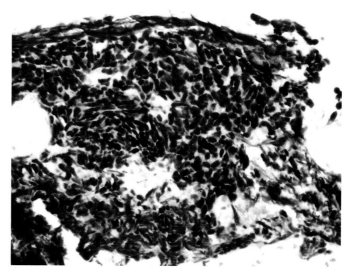

图 6.47g 小细胞癌 ［活体组织检查（TTF-1 免疫组织化学染色；低倍视野）］。该肿瘤显示 TTF-1 强染色且均匀表达。根据所使用的克隆细胞株，超过 90% 的小细胞癌表达 TTF-1。如果 TTF-1 为阴性，应考虑基底细胞样鳞状细胞癌 ［p40（＋）、p63（＋）、TTF-1（－）］ 或大细胞神经内分泌癌，因为其与小细胞癌相比，TTF-1（－）（50%）更常见。在某些情况下，应考虑其他部位的转移性神经内分泌癌的可能性，胃肠道神经内分泌肿瘤通常表达 CDX2，且 TTF-1（－）

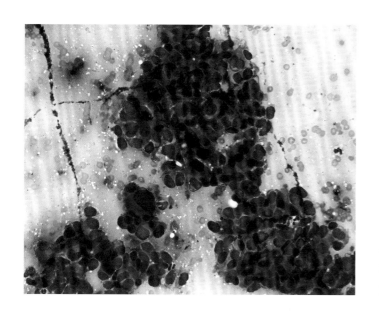

图 6.48a 大细胞神经内分泌癌 ［细针穿刺抽吸（迪夫快速染色；高倍视野）］。大细胞神经内分泌癌是一种大细胞恶性肿瘤，表现出神经内分泌特征，如小梁和巢状结构，在组织切片中可显示出玫瑰花环结构，但在细胞学涂片中通常很难观察到。与小细胞癌相同，其最常见于 50 岁以上的重度吸烟者。大细胞神经内分泌癌有时合并鳞状细胞癌、腺癌或梭形细胞癌的成分，呈现令人困惑的细胞形态学表现。细胞学涂片通常可见细胞丰富，单独分散，呈小簇状，具有核堆叠及大的三维聚集体（如图所示）。这些聚集体有时呈外周栅栏样结构。与小细胞癌相比，大细胞神经内分泌癌的细胞大得多（通常比小细胞癌大 2～3 倍），有少量细胞质，细胞核大小不一，多数可见离散的核仁。尽管如此，其与小细胞癌和低分化非小细胞癌存在一些形态学重叠。如果在细胞学上无法区分小细胞癌和大细胞神经内分泌癌，最好诊断为高级别神经内分泌癌

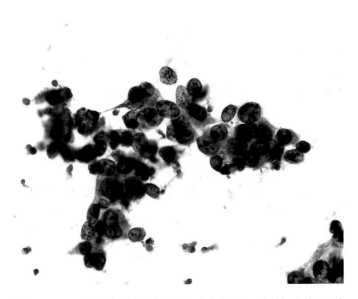

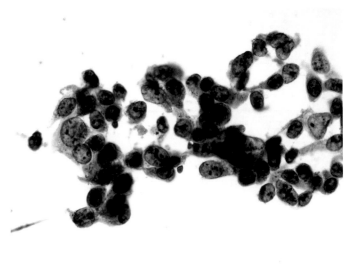

图 6.48b　大细胞神经内分泌癌［细针穿刺抽吸（巴氏染色；高倍视野）］。虽然大多数病例发生在肺外周且间歇性侵犯胸膜和胸壁，但中央型大细胞神经内分泌癌侵犯支气管内时，可使用支气管刷检或灌洗液来识别。这种特殊的恶性大细胞松散合胞聚集物显示出从细颗粒到粗颗粒的核染色质和少量嗜蓝细胞质。部分细胞核中可见独特的核仁。由于图中细胞簇的核边界平滑且没有核堆叠的证据，因此易被误诊为非小细胞癌（如腺癌）。大多数大细胞神经内分泌癌具有肿瘤素质背景，包括被挤压的细胞、许多单个的凋亡细胞核、细胞碎片和核分裂象（图中未见）。在组织切片中检测的每 10 个高倍视野中的核分裂计数不适用于细胞学涂片

图 6.48c　大细胞神经内分泌癌［细针穿刺抽吸（巴氏染色；高倍视野）］。这种大细胞神经内分泌癌的图片需要免疫组织化学染色才能识别，特别是在与低分化腺癌和鳞状细胞癌鉴别时。研究表明，仅有不足 1/2 的神经内分泌肿瘤被准确分类。突触小泡蛋白、嗜铬粒蛋白 A 和 CD56 均有助于显示这些癌细胞的神经内分泌性质

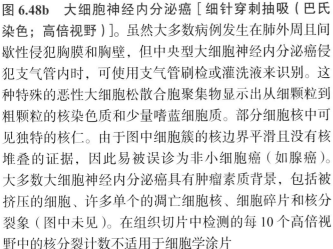

图 6.49a　大细胞神经内分泌癌［肺叶切除术（HE 染色；低倍视野）］。大细胞神经内分泌癌的部分特征是神经内分泌分化的组织学表现，特别是类器官样癌巢、玫瑰花环和外周栅栏样结构，这些特征在本图中均可观察到。部分病例在单个癌巢中可见多个玫瑰花环，构成筛状图案。局灶性或点状坏死是该肿瘤的组织学特征。肿瘤与相邻肺组织的界面相对狭窄，这是区分大细胞神经内分泌癌和小细胞癌的一个特征

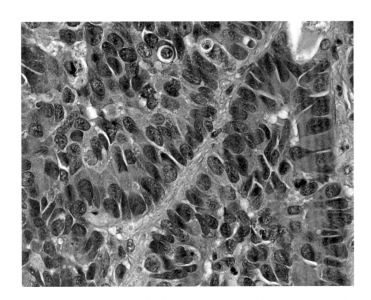

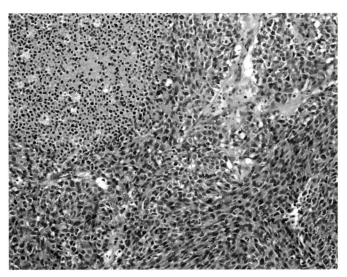

图 6.49b　大细胞神经内分泌癌 [肺叶切除术（HE 染色；高倍视野）]。图中可见细颗粒状的"椒盐样"染色质、核重叠和堆叠，这是神经内分泌肿瘤的特征。此外，大细胞神经内分泌癌的细胞很大，细胞质中等至丰富，多可见核仁，这些是区分大细胞神经内分泌癌和小细胞癌的特征。图片左上角可见核分裂；据报道，大细胞神经内分泌癌的核分裂数 > 10 个 /2 mm²，平均为 75 个 /2 mm²。部分大细胞神经内分泌癌具有较低程度的异型性，可能类似于非典型类癌，但可通过显著升高的核分裂率来识别；大细胞神经内分泌癌很少 < 30 个 / 2 mm²。此外，确诊大细胞神经内分泌癌需要免疫组织化学检查来明确神经内分泌分化 [突触小泡蛋白、嗜铬粒蛋白和（或）CD56]；至少 1 种神经内分泌标志物应 ≥ 10% 的肿瘤细胞中明确为阳性。小活检可能缺乏大细胞神经内分泌癌的一种或多种特征，这种情况应诊断为"非小细胞癌，倾向于大细胞神经内分泌癌"

图 6.49c　大细胞神经内分泌癌 [活体组织检查（HE 染色；低倍视野）]。该大细胞神经内分泌癌病例呈不规则巢状结构，周围有脉管系统。图中左上角可见坏死融合区。部分病例可见点状坏死，而非带状坏死。未坏死的癌巢中常出现凋亡细胞核。在低倍视野下，非坏死区也可能是实性腺癌或低分化非角化鳞状细胞癌

图 6.49d　大细胞神经内分泌癌 [活体组织检查（HE 染色；高倍视野）]。高倍视野下可见细胞粘连，并有中等数量的嗜酸性细胞质；部分细胞具有偏心细胞核，构成浆细胞样外观。细胞核显示点状"椒盐样"染色质，偶有核仁。图中左下角可见一坏死区且存在多个核分裂。大细胞神经内分泌癌的定义包括核分裂率 > 10 个 /2 mm²，中位数为 70 个 /2 mm²

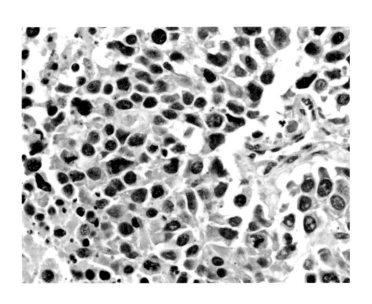

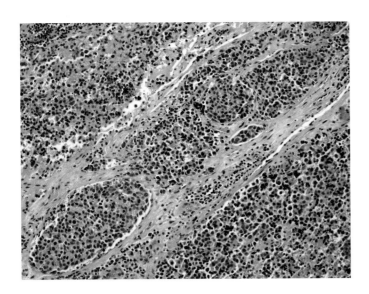

图 6.50a　转移性大细胞神经内分泌癌 ［活体组织检查（HE 染色；低倍视野）］。大细胞神经内分泌癌具有侵袭性，类似于小细胞癌。该图显示了囊内输入淋巴管中的癌细胞巢。图片右下方可见包膜下淋巴结转移。由于与大淋巴细胞的异位脱落和细胞学相似，大细胞神经内分泌癌在淋巴结中很难观察到，角蛋白染色可能有助于准确进行淋巴结分期

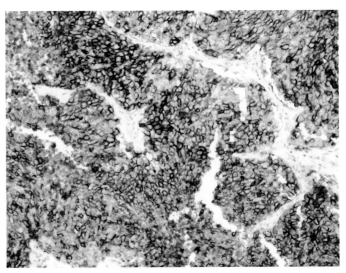

图 6.50b　大细胞神经内分泌癌 ［活体组织检查（CD56 免疫组织化学染色；低倍视野）］。该肿瘤对 CD56 强染色且呈均匀阳性，CD56 可标记超过 90% 的大细胞神经内分泌癌细胞。虽然 CD56 对神经内分泌分化的特异性低于理想水平，但其在神经内分泌形态学中的高敏感性使其成为诊断大细胞神经内分泌癌的重要标志物。突触小泡蛋白和嗜铬粒蛋白的敏感性约为 80%。1 种或多种神经内分泌标志物阴性并不少见，但 1 个标志物为明确阳性即足以诊断。TTF-1 仅在 50% 的大细胞神经内分泌癌中呈阳性表达

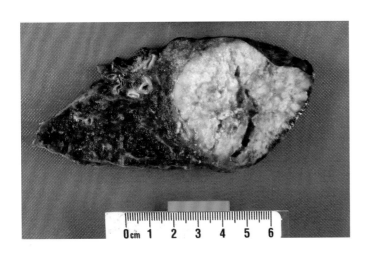

图 6.51　大细胞神经内分泌癌 ［肺叶切除术（大体标本）］。肺上叶大细胞神经内分泌癌的特征是病灶大、相对局限、易碎、周围有广泛坏死。大细胞神经内分泌癌侵犯胸壁并不少见，可能需要切除肋骨以实现阴性切缘。Frank 空洞是鳞状细胞癌的常见特征，在大细胞神经内分泌癌中很少见

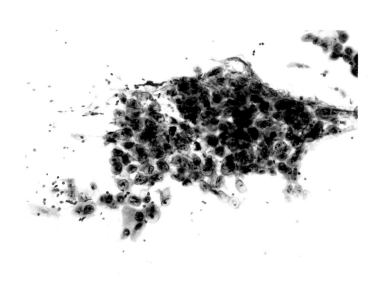

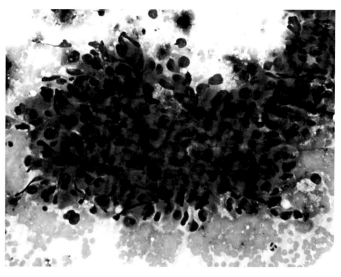

图 6.52a　大细胞（未分化）癌［细针穿刺抽吸（巴氏染色；中倍视野）］。大细胞（未分化）癌是一种非小细胞癌，缺乏鳞状细胞癌、腺癌或神经内分泌癌的形态学或免疫组织化学特征。2015 年 WHO 对肺部肿瘤的分类指出，大细胞（未分化）癌的诊断为排除性诊断，因此使用针穿活检或细胞学标本均不可靠。随着免疫组织化学标志物（如 TTF-1、p63、Napsin A、CK5/6 和 p40）的出现，病理学家已经能够将这些肿瘤更具体地分类为特定的亚型，因此大细胞（未分化）癌的诊断率已经下降。如图所示，松散成簇的上皮样细胞缺乏腺体结构和特异性细胞质分化的特征（如角化、细胞质空泡化、分泌颗粒或黏液变化），排除了非小细胞癌以外的特异性诊断，除非免疫组织化学染色显示表达特异性阳性标志物

图 6.52b　大细胞（未分化）癌［细针穿刺抽吸（迪夫快速染色；中倍视野）］。大多数情况下，细胞学涂片细胞丰富，细胞以分离的单细胞模式分散，并呈大小不一（通常很大）的簇状分布。由于体积大、核质比高、染色质分布异常和核仁增大（巴氏染色涂片最易观察），这些细胞总被认为是恶性，部分原因是其多边形的形状和紧密聚集的倾向。与分化良好的腺癌不同，这些聚集体缺乏平滑的"群落边界"。在这个特殊的聚集体上方可见大块坏死细胞，这是大细胞（未分化）癌的常见特征

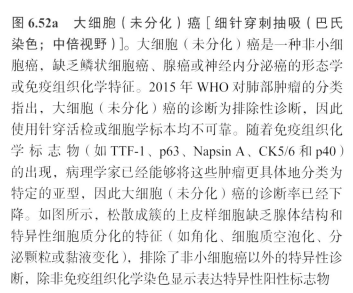

图 6.52c　大细胞（未分化）癌［细针穿刺抽吸（巴氏染色；高倍视野）］。这组癌细胞是大细胞（未分化）癌的典型细胞，具有极大的细胞核、极少的细胞质，且没有腺体分化、鳞状分化或神经内分泌分化的证据。如图所示，中性粒细胞并不少见，但它对于肉瘤样癌中常见的大细胞（未分化）癌以及其他低分化恶性肿瘤无特异性。由于临床医生根据分子结果（如表皮生长因子受体状态）添加了新的治疗药物，因此试图从细胞块样本中收集细胞来更具体地进行肿瘤分型，并进行荧光原位杂交检测，对这些非小细胞癌病例至关重要

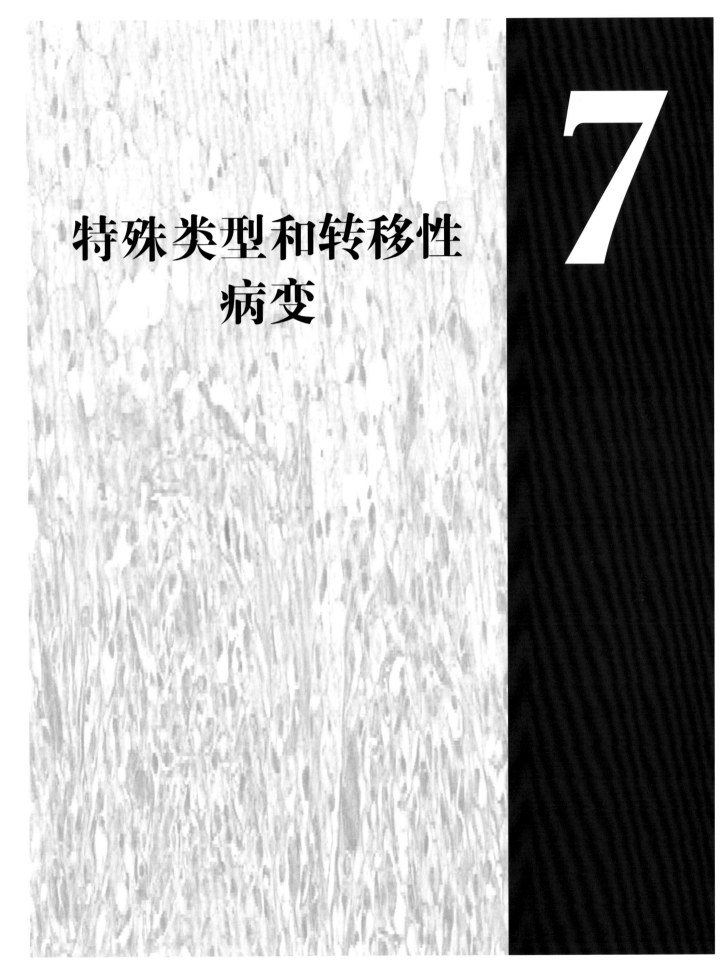

特殊类型和转移性病变

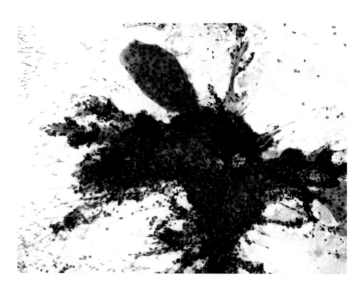

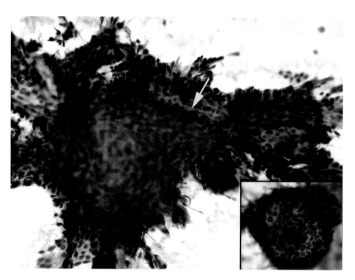

图 7.1a 胎儿型腺癌 [细针穿刺抽吸（巴氏染色；低倍视野）]。胎儿型腺癌是一种周围型肺腺癌，由管状和筛状结构组成，通常在组织学上呈复杂的背对背排列，类似于妊娠 10 ～ 16 周的胎儿肺外观。胎儿型腺癌包括低级别和高级别类型，前者多发生于 30 ～ 50 岁，后者多见于 10 岁以上人群。腺结构之间存在"桑葚样"小实体巢，由细胞学上淡染的细胞组成（可见于图顶部和中央）。细胞涂片包含致密的簇状聚集体，有细小的乳头状束从碎片边缘突出

图 7.1b 胎儿型腺癌 [细针穿刺抽吸（巴氏染色；中倍视野）]。三维微碎片显示周围栅栏状结构（箭头）。低级别和高级别腺体均有富含糖原的细胞，细胞质空泡类似于分泌期子宫内膜。虽然在罗氏染色的载玻片中可观察到亚核或核下空泡，但在酒精固定制片中少见。插图中可见由均匀细胞组成的鳞状"桑葚样"结构。胎儿型腺癌没有特异性免疫组织化学染色谱；然而，这些肿瘤表现为弥漫性 TTF-1 染色和 β-catenin 异常核染色，这有助于诊断。由于高表达突触小泡蛋白和嗜铬粒蛋白 A，这些抽吸标本可能被误认为类癌。鉴别诊断包括子宫内膜异位症、分化良好的腺癌和肺母细胞瘤

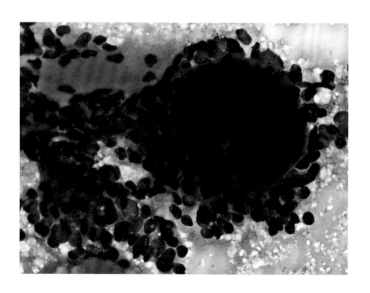

图 7.1c 胎儿型腺癌 [细针穿刺抽吸（迪夫快速染色；高倍视野）]。胎儿型腺癌最显著的特征之一是可见致密的透明球状体，边缘锐利、光滑，类似腺样囊性癌。这些球状体在巴氏染色中呈灰白色，在罗氏染色中呈深紫色（如图所示）。球状体周围的细胞呈基底细胞样外观，可见细胞核重叠及核堆叠。胎儿腺癌涂片的背景通常是干净的，缺乏小细胞神经内分泌癌常见的肿瘤素质。在部分胎儿型腺癌病例中，可见以分离的条带状细胞质为特征的"虎斑状"背景。然而，"虎斑状"背景（最初被认为是精原细胞瘤的特征）在胞质糖原含量高的肿瘤中并不少见

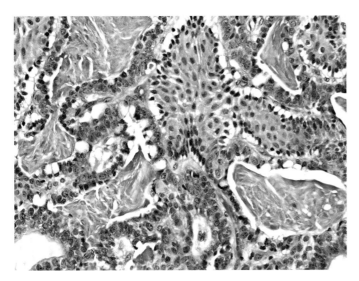

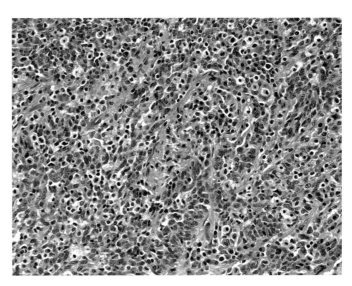

图 7.1d 胎儿型腺癌［肺叶切除术（HE 染色；高倍视野）］。低级别的胎儿型腺癌类似于胚胎肺的腺管，均匀的高柱状非纤毛细胞内具有亚核，富含糖原（即 PAS 阳性、淀粉酶敏感），有核下空泡，细胞核小、均匀、低级别。TTF-1 通常呈阳性。本例有明显的鳞状"桑葚样"结构。低级别肿瘤具有单纯的胚胎形态，通常见于年轻吸烟者，而高级别肿瘤更常见于老年男性吸烟者。高级别肿瘤有至少 50% 的胚胎形态，但也包含更常见的腺癌类型，通常伴有坏死灶，并缺乏小叶。与低级别病变不同，高级别病变可能表达 AFP、glypican-3 和 SALL4

图 7.2 淋巴上皮癌［肺叶切除术（HE 染色；高倍视野）］。该肿瘤由未分化的恶性上皮细胞的合胞体组成，呈广泛浸润且常被密集的反应性淋巴细胞浸润［CD3/CD8（＋）和 CD20（＋）］所掩盖。肿瘤细胞体积较大，细胞核为圆形至卵圆形、核膜不规则且有明显的嗜酸性核仁。在某些情况下，肿瘤细胞呈梭形。免疫组织化学染色通常显示 CK5/6、p40 和 p63 的表达，提示鳞状细胞分化。肿瘤细胞经免疫组织化学染色或原位杂交评估通常呈 EB 病毒阳性。鉴别诊断包括转移性鼻咽癌［通过病史和（或）影像学检查鉴别］和富含淋巴细胞的胸腺瘤（EB 病毒阴性；特征性影像学表现）。通过对角蛋白和 CD68 的免疫组织化学染色，可排除肉芽肿性炎

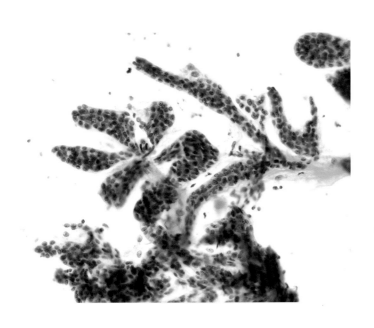

图 7.3a 腺样囊性癌［细针穿刺抽吸（巴氏染色；中倍视野）］。图中可见多个手指状球茎乳突从少量基底膜突出，形成"杉树"结构。由于肺腺样囊性癌通常累及大气道，乳头状结构的支气管内成分并不少见，可能被误诊为鳞状细胞乳头状瘤。与鳞状细胞乳头状瘤脱落的鳞状细胞相比，其细胞核通常较小、同形且呈基底细胞样，胞质较少。在气管支气管树中，腺样囊性癌是最常见的涎腺型肿瘤，占病例的 70%～80%

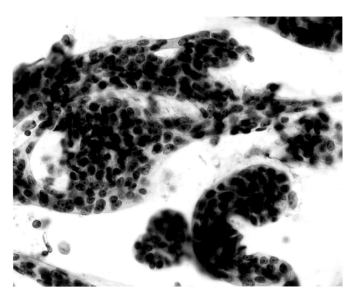

图 7.3b　腺样囊性癌［细针穿刺抽吸（巴氏染色；高倍视野）］。轮廓光滑的乳头状叶和微腺体含有单一的基底样细胞群，细胞边界不清，细胞质很少。核染色质分布均匀，与许多肺小细胞／基底细胞样肿瘤不同，核堆叠基本不存在。含有半透明球状体的经典筛状／"瑞士奶酪"结构并不总是存在。与鳞状细胞乳头状瘤或小细胞癌不同，腺样囊性癌涂片中基本没有单个细胞

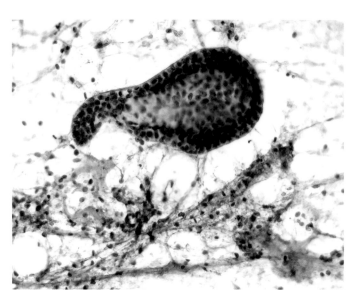

图 7.3c　腺样囊性癌［细针穿刺抽吸（巴氏染色；中倍视野）］。图中的单个三维微腺泡片段构成一侧突出边缘光滑的"双环状"结构。需要聚焦于该细胞簇，才能观察到可能位于微腺泡中心的细胞或基质。该涂片背景干净且缺乏肿瘤素质有助于将这种基底细胞样肿瘤与更常见的实体瘤（如小细胞癌）区分开来。细胞块免疫染色显示肌上皮标志物（如 p63、平滑肌肌动蛋白、钙调理蛋白、S100 和 SOX-10）阳性有助于区分腺样囊性癌和其他基底细胞样恶性肿瘤

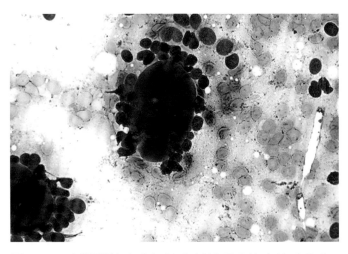

图 7.4a　腺样囊性癌［细针穿刺抽吸（迪夫快速染色；高倍视野）］。该视野提供了腺样囊性癌的典型表现，可见被基底细胞包围的椭圆形、边界光滑的洋红色球状体。这与多形性腺瘤的"由内而外"模式不同，在多形性腺瘤中，细胞嵌入洋红色间质中，吞噬肿瘤细胞。虽然腺样囊性癌可能原发于含有唾液腺组织的肺，但也有腺样囊性癌从远处沿神经侵入的报道

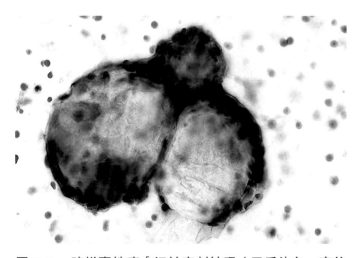

图 7.4b　腺样囊性癌［细针穿刺抽吸（巴氏染色；高倍视野）］。巴氏染色下腺样囊性癌的球状物质不明显，但仍可观察到。肿瘤细胞较小，但在球状体表面较边缘明显。由于这些结构是对称的，如果不是大量存在，则在巴氏染色中可能会被忽略

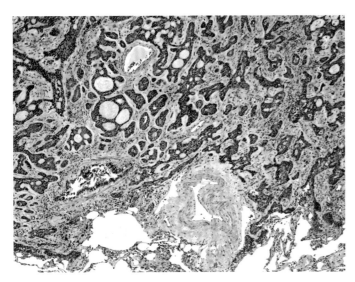

图 7.4c 转移性腺样囊性癌 [活体组织检查（HE 染色；低倍视野)]。该转移性病变表现为典型的腺样囊性癌，具有不规则的筛状、管状和实性巢状肿瘤细胞，嵌在黏液透明间质中。肿瘤浸润邻近的正常肺实质，包括位于图底部的支气管血管束。原发性腺样囊性癌在组织学上无法与转移性病变区分，但其发生于支气管的浆液腺；该病变位于周围实质内是转移的特征。该患者有腮腺腺样囊性癌的病史

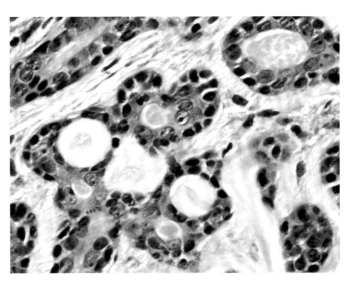

图 7.4d 转移性腺样囊性癌 [活体组织检查（HE 染色；高倍视野)]。腺样囊性癌的腺体呈双层细胞排列：腔内表面的立方体细胞和周围的梭形肌上皮型细胞。管腔包含黏液样或透明基质核心

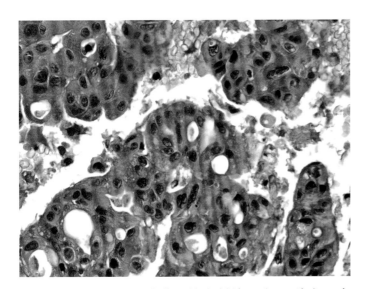

图 7.5a 黏液表皮样癌 [细针穿刺抽吸（HE 染色；高倍视野)]。细胞块标本黏液洋红染色可用来验证腺体样间隙中黏蛋白的存在。黏膜表皮样癌常见于年轻患者，多发生于大气道内。如果患者通过手术切除肿瘤，预后很好。虽然对组织活检标本进行免疫组织化学染色可能有助于排除典型肺腺癌或鳞状细胞癌，但若是细胞样本，则诊断困难

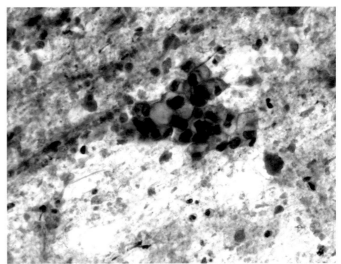

图 7.5b 黏液表皮样癌 [细针穿刺抽吸（巴氏染色；高倍视野)]。图中细胞含有黏液性空泡，形成腺腔，细胞核深染，核边界不规则，核仁明显。胞质内空泡呈气泡状，提示黏液性物质。鳞状细胞成分不明显。背景中含有颗粒状碎片，可能是坏死物质或变性黏蛋白。虽然黏液表皮样癌可为低级别或高级别，但绝大多数是低级别癌。然而，通过细胞学标本对黏液表皮样癌分级通常是不可能的

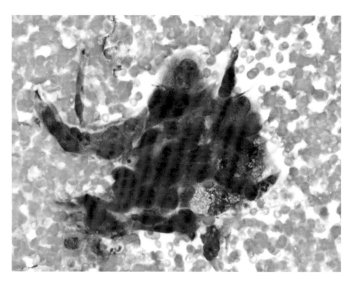

图 7.5c　黏液表皮样癌 [细针穿刺抽吸（迪夫快速染色；高倍视野）]。该片段包含多种细胞类型，包括具有明显核仁和梭形鳞状细胞，以及空泡化的组织细胞样透明黏液细胞。图中细胞明显为恶性，细胞核极大，核大小不一，并在碎片内排列紊乱

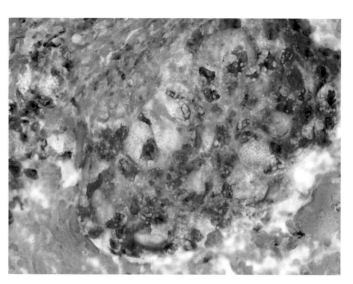

图 7.5d　黏液表皮样癌 [细针穿刺抽吸（迪夫快速染色；高倍视野）]。黏膜表皮样癌可发生于肺唾液腺组织中。黏液表皮样癌的诊断具有挑战性，因为它同时包含恶性鳞状细胞和腺体成分。如果仅取样到一种成分，如本图中观察到的腺体成分，可能会被误诊为腺癌或鳞状细胞癌。如果同时观察到腺体和鳞状细胞成分，则需与肺腺鳞癌鉴别

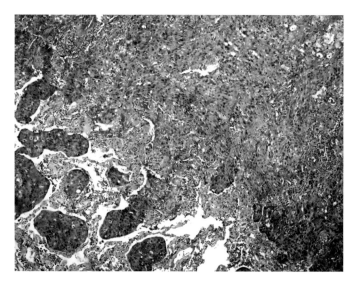

图 7.6a　转移性黏膜表皮样癌 [活体组织检查（HE 染色；低倍视野）]。在低倍视野下，可见恶性鳞状（"表皮样"）肿瘤细胞巢在转移灶周围的气腔中扩散。需考虑非小细胞癌，病史对正确诊断至关重要。该患者有腮腺黏液表皮样癌病史

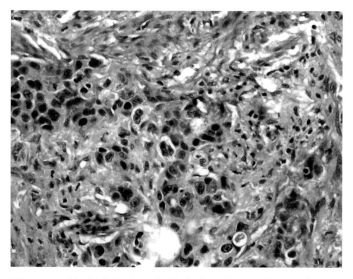

图 7.6b　转移性黏液表皮样癌 [活体组织检查（HE 染色；高倍视野）]。图中可见肿瘤的两种成分。鳞状细胞为主要成分，可见于图左上角，图底部和中央右侧可见黏蛋白空泡。黏蛋白染色和（或）CK7 或 EMA 免疫染色可突出腺体成分，而腺体成分在 HE 染色下可能不明显。鳞状细胞巢表达 p40/p63 和 CK5/6。原发性肺腺鳞癌可能很难被排除，特别是在既往没有明确的唾液腺病变病史的情况下

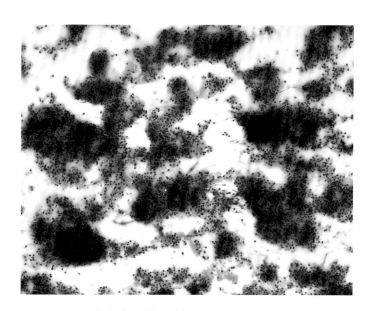

图 7.7a 脑膜瘤［细针穿刺抽吸（迪夫快速染色；低倍视野）］。原发性肺脑膜瘤非常罕见。颅内肿瘤转移到肺部的病例也非常罕见。脑膜瘤可能来源于多能细胞、异位的胚胎蛛网膜细胞或脑膜上皮结节。据报道，脑膜瘤的发病年龄范围很广，患者多为中年人。大多数病例为肺外周单发、偶发、边界清楚的结节。穿刺抽吸标本细胞分化程度高，主要由少数单一形式的合胞体聚集物组成。涂片的背景很干净

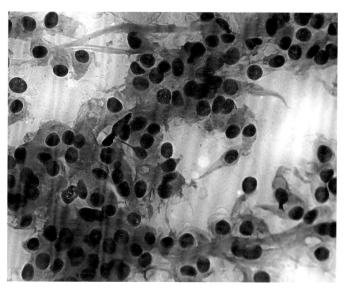

图 7.7b 脑膜瘤［细针穿刺抽吸（迪夫快速染色；高倍视野）］。仔细观察可见这些松散的合胞体聚集物内的细胞彼此相同，细胞核从圆形到椭圆形、边缘光滑，核仁模糊，偶有核沟和核内细胞质内陷（本图未见）。部分细胞的细胞核呈偏心型，使其具有浆细胞样外观。中到大量的纤薄细胞质在细胞之间相互连接，没有明显的细胞边界。细胞质从单个细胞中以细长的线条伸出。与这种脑膜上皮型肿瘤不同，纤维型肿瘤的细胞在细胞学上也为淡染，但呈梭形，类似于间充质肿瘤

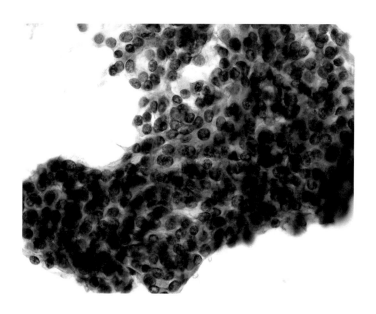

图 7.7c 脑膜瘤［细针穿刺抽吸（巴氏染色；高倍视野）］。脑膜瘤细胞可排列成结构良好的漩涡状细胞巢，特别是在脑膜上皮型中。然而，在许多情况下，这种同心的细胞排列是不完整的，而是形成一个光滑的球状轮廓，但缺乏发育良好的漩涡状结构（左下角）。根据组织学亚型，抽吸涂片中可能出现砂粒体，但通常很少见。值得注意的是，图中没有核分裂象和单个细胞坏死

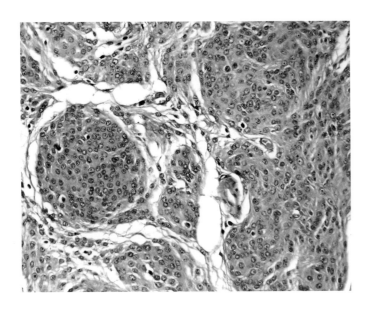

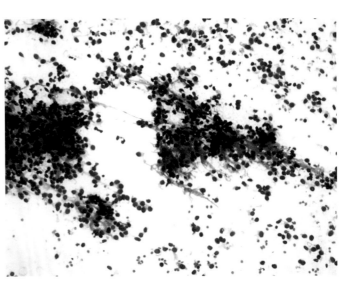

图 7.7d 脑膜瘤［针穿活检（HE 染色；中倍视野）］。肺脑膜瘤在组织学上与脑膜瘤难以区分。图中可见典型的多结节漩涡状结构，含有梭形至上皮样细胞，胞质丰富，染色质开放，点状核仁。可能存在砂粒体。EMA、波形蛋白和孕激素受体的免疫组织化学染色通常为阳性，而角蛋白染色为阴性。在肺部，这种罕见的肿瘤常为脑膜原发性转移，而不是原发性肺癌。在小活检中，部分特征可能提示孤立性纤维性肿瘤［STAT6（＋）、EMA（－）］、滑膜肉瘤［CD99（＋）、bcl-2（＋）、EMA（＋）］或肉芽肿［CD68（＋）、EMA（－）、PR（－）］

图 7.8a 孤立性纤维性肿瘤［细针穿刺抽吸（迪夫快速染色；低倍视野）］。在胸腔，孤立性纤维性肿瘤最常起源于脏胸膜，纵隔和气管也有报道，但仅在肺实质中非常少见。孤立性纤维性肿瘤的大小差异很大，可从数厘米至超过 15 cm 不等，发病年龄范围大，多发生于 50 ～ 70 岁。除被偶然发现外，患者还可能表现出非特异性症状。由于组织病理学包含多细胞和少细胞区域，抽吸涂片的细胞密度差异较大，可从仅有少量细胞到含有类似肉瘤的三维超细胞簇。细胞学涂片有时能捕获到通常存在于组织中的黏性胶原蛋白。异染色质胶原纤维贯穿于这两个细胞簇中均匀的细胞群之间。具有圆形细胞核且仅有少量细胞质的单个细胞分散在干净的涂片背景中

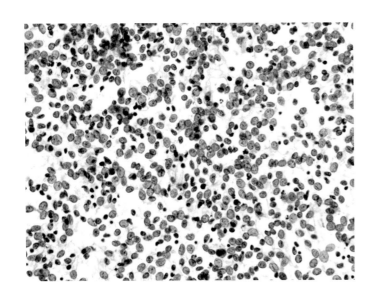

图 7.8b 孤立性纤维性肿瘤［细针穿刺抽吸（巴氏染色；低倍视野）］。椭圆形细胞核极均匀且染色过浅，部分核有不完整的核沟。细胞质几乎不可见。小淋巴细胞分散在这些成纤维细胞中。恶性孤立性纤维性肿瘤的主要定义是核分裂活性。由于在细胞学上无法准确计数核分裂，因此不能明确描述孤立性纤维肿瘤的恶性程度。类似本例的细胞学图片易与滑膜肉瘤、恶性周围神经鞘瘤和促结缔组织增生性小圆细胞肿瘤相混淆

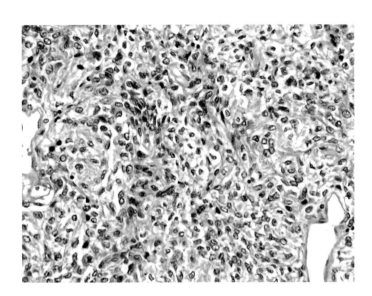

图 7.8c 孤立性纤维性肿瘤［针穿活检（HE 染色；中倍视野）］。基质胶原蛋白在本例胸膜针穿活检中很明显。由于细针无法从该基质中抽取细胞，从这些广泛的透明灶中抽吸出的细胞很少。可见均匀的淡染细胞核反映了它们在上文细胞学图片中的外观。在细胞学涂片中，分支血管模式（所谓的血管外皮细胞瘤）有助于识别孤立性纤维性肿瘤。近年来，由于 STAT6 免疫染色具有相对较高的敏感性（大于 95% 的阳性染色）和特异性，孤立性纤维性肿瘤更易被识别。这些肿瘤呈 CD34（＋）、bcl-2（＋）和 CD99（＋）

图 7.9a 孤立性纤维性肿瘤［切除术（HE 染色；低倍视野）］。孤立性纤维性肿瘤的典型低倍视野表现包括细胞数量差异大，成纤维细胞样肿瘤细胞以束状、片状排列或"无图案"模式排列。胶原性基质的范围从变细的纤维到更致密的瘢痕疙瘩；部分病例有片状黏液样基质。血管系统明显，呈分支模式，常被描述为"鹿角"型血管系统。血管周围透明化很常见。孤立性纤维性肿瘤通常存在 chr12 染色体内倒位，导致 *NAB2-STAT6* 基因融合；免疫组织化学检测可显示 STAT6 过表达（图 7.9c）。在低倍视野下，这些特征可能提示神经鞘瘤或其他间叶性肿瘤

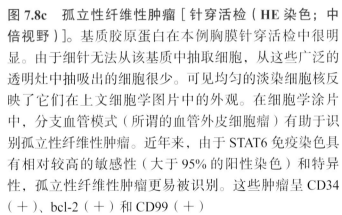

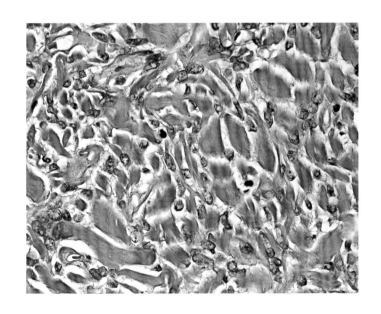

图 7.9b 孤立性纤维性肿瘤［切除术（HE 染色；高倍视野）］。该视野以瘢痕疙瘩胶原为主。肿瘤细胞淡染，胞质边界模糊，细胞核呈空泡状，核仁较小或难以辨认。孤立性纤维性肿瘤的核分裂数＜ 3 个 /2 mm^2，在无创伤（如蒂扭转、既往活检）的情况下坏死不常见。该肺外周 / 胸膜病变的鉴别诊断包括原发性或转移性滑膜肉瘤［EMA（＋）；由于 t（X（18）（p11；q11），几乎可在所有肿瘤中检测到 *S18-SSX* 融合基因）］、肉瘤样间皮瘤［角蛋白表达；CD34（－）、STAT6（－）、影像学特征］和神经鞘瘤［（S100（＋）、STAT6（－）、CD34（－）］

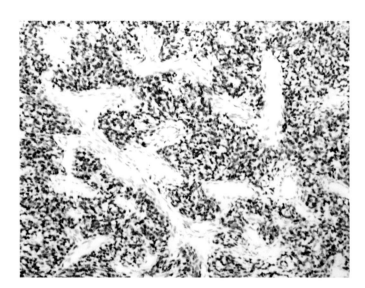

图 7.9c　孤立性纤维性肿瘤［切除术（STAT6 免疫组织化学染色；高倍视野）］。95% 以上的病例可表现为核 STAT6 弥漫性表达，且具有高度特异性。鹿角型血管系统被不规则的 STAT6 阳性肿瘤细胞很好地显示出来。CD34、bcl-2 和 CD99 染色通常呈阳性。孤立性纤维性肿瘤偶可显示肌动蛋白、结蛋白、角蛋白、EMA 或 S100 表达；因此，包括 STAT6 的组合染色是确诊的最佳方法

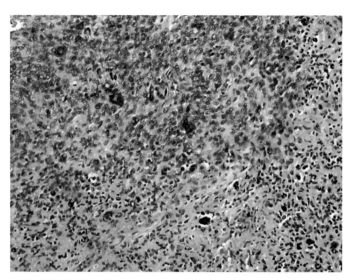

图 7.9d　恶性孤立性纤维性肿瘤［切除术（HE 染色；高倍视野）］。该恶性孤立性纤维性肿瘤为第 3 次复发并伴有胸壁侵犯，表现为明显的细胞异型性，图右下方有一个坏死区。肿瘤坏死、异型性和体积大提示恶性生物学行为，但核分裂率＞ 4 个 /2 mm² 已被证明是最可靠的侵袭性行为预测指标。约 10% 的孤立性纤维性肿瘤为局部复发，而转移率约为 5%。即使是非常淡染的病变也可能会转移；仅凭组织学不足以可靠地确定恶性潜能

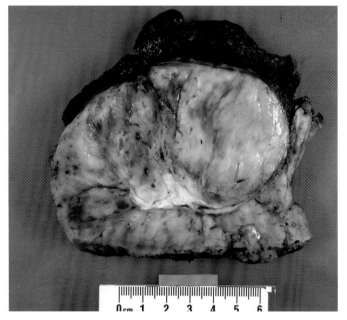

图 7.9e　孤立性纤维性肿瘤［切除术（大体标本）］。虽然在整个胸膜腔均有报道，但孤立性纤维性肿瘤最常起源于脏胸膜，最可能来自间皮下间充质。肿瘤通常很大（＞ 10 cm），且常有蒂。切面呈灰白色，呈脊状或螺纹状，边界清晰，邻近肺组织被压缩

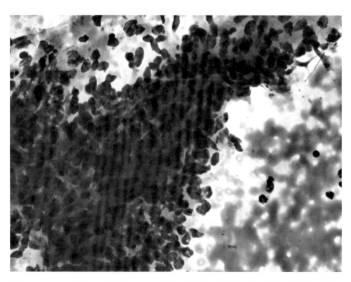

图 7.10a　成人纤维肉瘤［细针穿刺抽吸（迪夫快速染色；高倍视野）］。肿瘤细胞单个存在或存在于三维碎片中。胞质模糊，细胞核呈梭形或椭圆形。由于细胞缺乏特异性细胞形态学分化，需要进行辅助检查来进一步将这种"恶性梭形细胞肿瘤"分类为肉瘤或癌

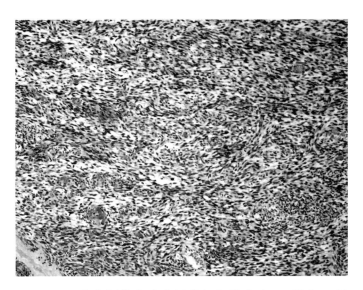

图 7.10b　成人纤维肉瘤［活体组织检查（HE 染色；低倍视野）］。该区域显示了成人纤维肉瘤典型的"人字形"图案。虽然纤维肉瘤既往是最常见的肉瘤，但随着免疫组织化学和分子学方法的出现，它已成为一种罕见的诊断。成人纤维肉瘤的诊断是排除性诊断；肉瘤在辅助检查中不显示特异性分化。肉瘤无多形性，否则为多形性肉瘤

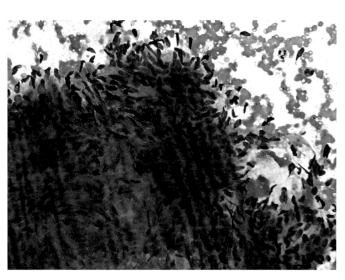

图 7.11a　滑膜肉瘤［细针穿刺抽吸（迪夫快速染色；中倍视野）］。滑膜肉瘤最常累及肺部，是转移性病变的一种表现。原发性肺滑膜肉瘤可能发生在肺内或胸膜内，因为肺是原发性滑膜肉瘤最常见的靶器官。滑膜肉瘤的涂片细胞分化程度高。本图是典型的三维超细胞梭形细胞簇，显示了一个大小均匀的细胞核群，边界稍不规则，无多形性。滑膜肉瘤除低分化（小圆细胞恶性肿瘤）外，特征为单一的梭形细胞。由于鉴别诊断包括多种肺原发性肺梭形细胞恶性肿瘤（如肺母细胞瘤、孤立性纤维性肿瘤、平滑肌肉瘤、恶性周围神经鞘瘤）及胸膜肉瘤样间皮瘤，辅助检查对于明确诊断是必要的。使用滑膜肉瘤探针［t（X；18）（p11.2；q11.2）］进行荧光原位杂交分析对滑膜肉瘤的诊断具有特异性，已成功应用于涂片和细胞块标本以确诊滑膜肉瘤

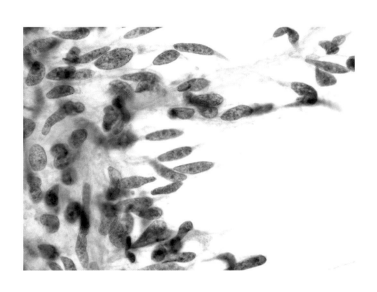

图 7.11b　滑膜肉瘤［细针穿刺抽吸（巴氏染色；高倍视野）］。虽然滑膜肉瘤在组织学上被细分为单向型和双向型，但这种分型在细胞学涂片中很少能观察出来。单向型最常见，涂片显示细胞细长，卵圆形核，核质均匀分散，有细小纤薄的短细胞质突起（如图所示）。滑膜肉瘤的典型特征是无细胞核多形性、大核仁和单个细胞坏死。TLE-1 免疫染色相对特异，且便于在细胞块上进行

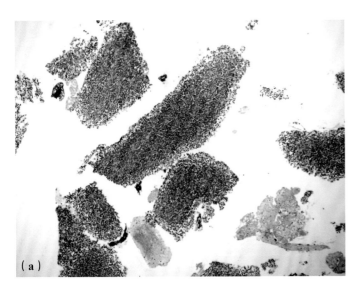
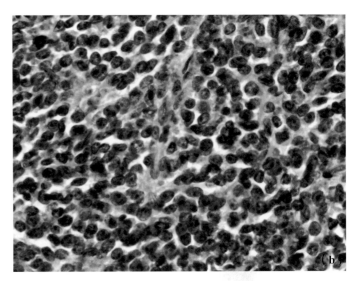

图 7.12a-b 滑膜肉瘤［细针穿刺抽吸（HE 染色；中倍视野）］。该滑膜肉瘤细胞块标本含有丰富的细胞。肿瘤细胞看起来均为上皮样，可能与其他小蓝圆细胞肿瘤相似。可见肿瘤细胞形态单一，这是转移性肉瘤的常见表现。在低倍视野下，肿瘤细胞层被随机分布的毛细血管阻断。除非为复发，否则需要免疫组织化学和（或）分子学检查协助诊断

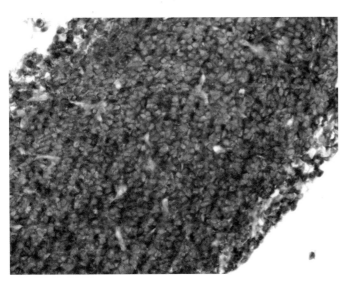
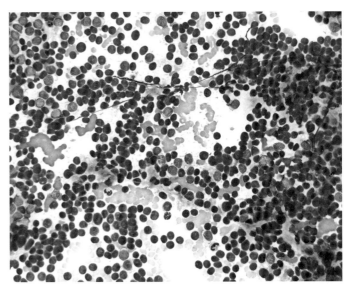

图 7.12c 滑膜肉瘤［细针穿刺抽吸（bcl-2 免疫组织化学染色；中倍视野）］。滑膜肉瘤的梭形细胞和上皮样成分中通常可检测到 bcl-2 的表达。图中的肿瘤细胞呈弥漫性 bcl-2 阳性。TLE-1 可作为滑膜肉瘤的标志物，一项研究显示其在 97% 的滑膜肉瘤中表达，在其他肉瘤中的表达显著降低

图 7.13a 原始神经外胚叶肿瘤［细针穿刺抽吸（迪夫快速染色；中倍视野）］。原始神经外胚叶肿瘤主要是胸肺区肿瘤，累及肋骨、胸膜和肺。由于存在 t（11；22）（q24；q12）染色体易位，其目前被认为是尤因肉瘤"肿瘤家族"的成员，且与可能存在的神经分化程度无临床相关性。主要局限于 30 岁以下的患者。细胞病理学基本与尤因肉瘤相同。由于肿瘤内没有间质，涂片高度细胞化，细胞呈单细胞和簇状分布。该肿瘤是典型的"恶性小圆细胞肿瘤"。大小均匀的细胞有圆形至稍不规则的细胞核，核仁不清楚，少量细胞质，但部分病例细胞内可见胞质内富含糖原的空泡

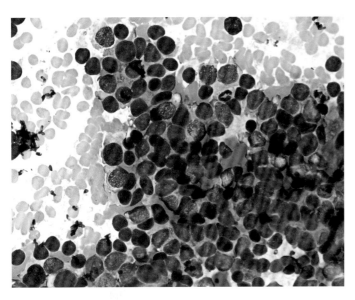

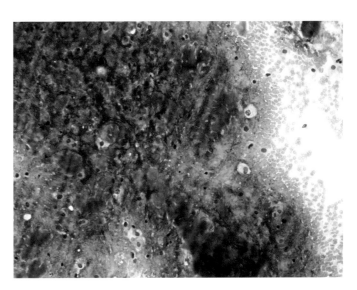

图 7.13b 原始神经外胚叶肿瘤［细针穿刺抽吸（迪夫快速染色；高倍视野）］。这些单形细胞通常呈扁平层状，但神经分化较明显的病例可能会形成玫瑰花环。核堆叠并不少见。由于缺乏细胞分化的特征，辅助检查是确诊所必需的。CD99 和 FLI-1 免疫染色呈阳性，但其特异性不明确。神经分化程度较高的病例神经标志物（如 PGP9.5、神经丝、Leu-7 和突触小泡蛋白）可能呈阳性。约 95% 的病例荧光原位杂交可检测到 *EWSR1* 基因重排。当该肿瘤见于儿童和年轻人的肺部和胸部时，鉴别诊断包括低分化滑膜肉瘤、转移性肺泡状横纹肌肉瘤、非霍奇金淋巴瘤和间叶性软骨肉瘤

图 7.14a 软骨肉瘤［细针穿刺抽吸（迪夫快速染色；中倍视野）］。视野内含有丰富的洋红色基质和散在的肿瘤细胞，细胞核呈圆形，胞质呈蓝色且形状不规则。部分肿瘤细胞嵌入基质，而另一些则单独存在于视野中。软骨肉瘤可能是转移性肿瘤，也可能从脊柱直接侵犯肺部

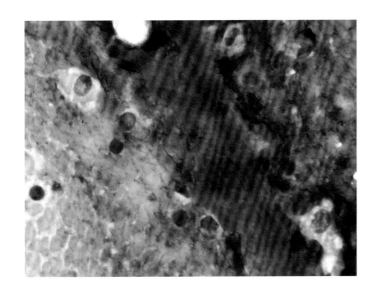

图 7.14b 软骨肉瘤［细针穿刺抽吸（迪夫快速染色；中倍视野）］。洋红色基质内及邻近可见肿瘤细胞。鉴别诊断包括错构瘤和多形性腺瘤，临床病史和影像学资料有助于诊断。部分细胞的细胞核边界不规则，这在多形性腺瘤中不常见。在本例中，很难确定基质物质是软骨样物质

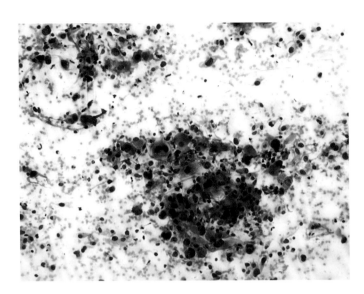

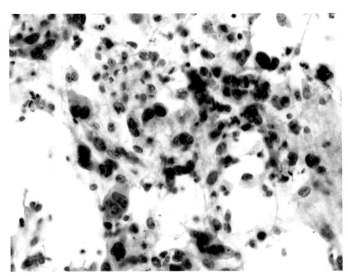

图 7.15a 胸膜血管肉瘤［细针穿刺抽吸（迪夫快速染色；中倍视野）］。与大多数肉瘤一样，血管肉瘤累及肺和（或）胸膜时，表现为已知的软组织、乳腺或皮肤原发性肿瘤的转移性病变。这使得当抽吸物细胞学标本能与先前的组织学标本进行比较时，很多病例能够进行特异性细胞学诊断。然而，原发性肺血管肉瘤极其罕见。免疫表型分型对于特异性诊断是必要的。对于原发性胸膜血管肉瘤，弥漫性增生与恶性间皮瘤的影像学表现相似。血管肉瘤可表现出多种形状，包括梭形、多形性和上皮样细胞形态，类似于肉瘤样癌、恶性黑色素瘤和肉瘤样间皮瘤。当然，细胞学涂片中没有在组织切片中观察到的吻合血管通道。这张来自胸膜肿块抽吸物的特殊图片显示上皮样癌细胞伴有混合性炎症浸润。大多数典型的肉瘤涂片中，细胞为双重单个细胞或呈簇状分布

图 7.15b 胸膜血管肉瘤［细针穿刺抽吸（巴氏染色；高倍视野）］。图中可见单核和多核癌细胞松散地聚集在一起。仔细观察可见明显的核多形性和核膜不规则，核质呈开放的囊泡状弥散分布，有明显增大的核仁。可见核内胞质假性包涵体和炎症细胞引起的胞质穿入现象，但不是血管肉瘤的特异性特征。目前，血管内皮细胞分化的免疫表型分型相对特异。CD31 和 ERG 抗体组合染色阳性最可靠，但 CD34、WT-1 和 FLI-1 在很多血管肿瘤中也呈阳性。应注意，泛细胞角蛋白染色在很多血管肉瘤中呈阳性，特别是具有上皮样形态的血管肉瘤。原发性或转移性肺或胸膜血管肉瘤患者的生存期通常为数月

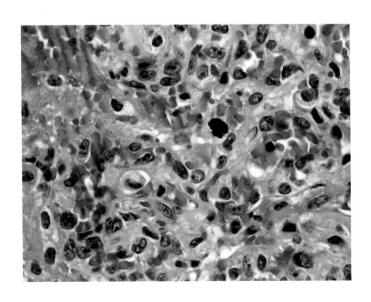

图 7.15c 血管肉瘤［切除术（HE 染色；低倍视野）］。在低倍视野下，该血管肉瘤可见红细胞和纤维蛋白聚集，与深染的梭形细胞岛混合，提示急性机化性肺泡出血伴反应性改变。然而，影像学检查显示该巨大肿块病变累及胸壁和肺实质。虽然血管肉瘤被认为起源于胸膜下间充质，并被 WHO 分类为胸膜肿瘤，但血管肉瘤常伴有实变和肿块效应

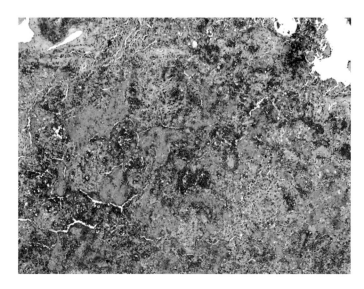

图 7.15d　血管肉瘤［切除术（HE 染色；高倍视野）］。图中显示明显的多形性，丰富的核分裂和大的异染性核仁。可见有多个充满红细胞的小血管间隙，部分肿瘤细胞含有胞质内红细胞。转移性血管肉瘤也有相似的特征，须通过病史和影像学检查鉴别

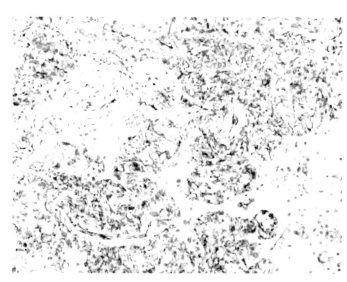

图 7.15e　血管肉瘤［切除术（CD31 免疫组织化学染色；低倍视野）］。免疫染色显示出血区域之间的细胞巢内胞质呈强而均匀的表达 CD31。CD34 也常规表达，表达模式相似

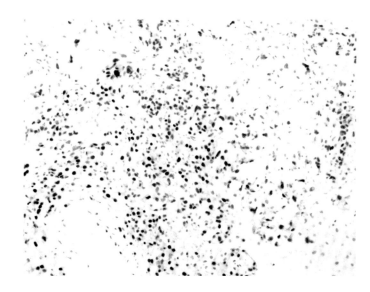

图 7.15f　血管肉瘤［切除术（ERG 免疫组织化学染色；低倍视野）］。该肿瘤在 ERG 免疫组织化学染色中呈强且均匀的染色。超过 95% 的血管肉瘤细胞核呈 ERG 阳性，使 ERG 成为目前使用的最敏感的内皮分化标志物，特异性也相对较高。部分血管肉瘤显示斑片状角蛋白表达，这在小活检中易造成误诊

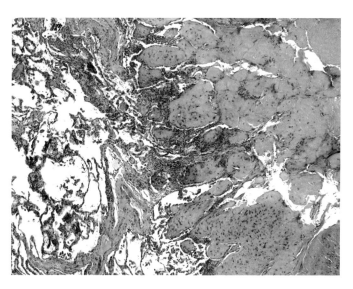

图 7.16a　上皮样血管内皮瘤［活体组织检查（HE 染色；低倍视野）］。该肿瘤的特点是发生于肺实质内和肺外周，边缘有分叶状 / 结节状结构，位于肺泡内。单个结节呈圆形至椭圆形，中心硬化，边缘细胞增多。延伸到胸膜并引起反应性胸膜增厚的肿瘤可能与恶性间皮瘤相混淆。低倍视野特征可能与肉芽肿性疾病、组织梗死、淀粉样瘤（刚果红阳性）或非特异性胸膜下瘢痕形成相似，这些疾病在高倍视野下均无核异型性

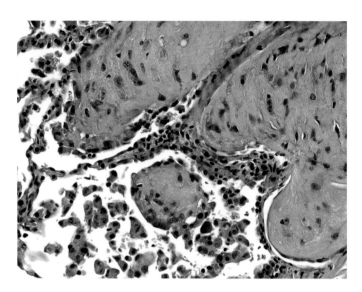

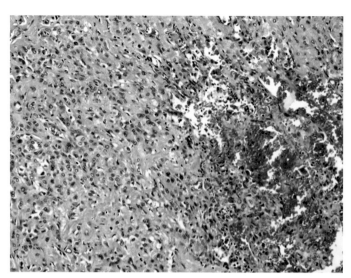

图 7.16b 上皮样血管内皮瘤［活体组织检查（HE 染色；高倍视野）］。肿瘤细胞表现为轻中度核异型性，并以带状、实性巢状和单个细胞的形式嵌入嗜酸性基质中。可见胞质内腔（图顶部中央）；图中其他位置的部分腔内含有红细胞。其基质类型包括软骨样、黏液瘤样、黏液性、钙化性和骨化性。鉴别诊断范围广，CD31、CD34 和 FLI-1/ERG 染色呈阳性对于诊断及鉴别一系列良、恶性病变（错构瘤、硬化性肺细胞瘤、黏液性腺癌、恶性间皮瘤、血管肉瘤）非常重要。目前已发现与上皮样血管内皮瘤相关的特征性融合基因（*WWTR1CAMTA1*）

图 7.17a 硬化性肺细胞瘤［切除术（HE 染色；低倍视野）］。图中可见 4 种硬化性肺细胞瘤类型中的 3 种：左上角为实性区，左下角为硬化区，右侧为血管瘤样区。其他位置也存在假乳头状结构。这种良性肿瘤（被 WHO 分类系统归为"腺瘤"）来源于肺泡上皮细胞，在中年女性中最常表现为孤立性局限性肿块。鉴于硬化性肺细胞瘤罕见、呈混合生长模式和中度细胞多形性，其在组织学和免疫组织化学上与腺癌相似，因此可能无法通过小活检确诊

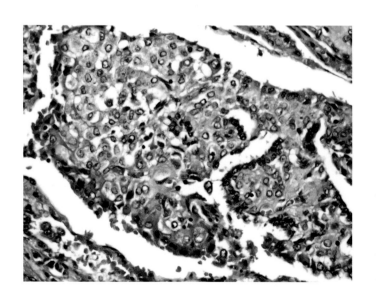

图 7.17b 硬化性肺细胞瘤［切除术（HE 染色；高倍视野）］。图中的假乳头缺乏纤维血管轴心，而是由硬化性肺细胞瘤特征性双重细胞群组成：表面的立方体细胞和间质圆细胞，两者均为肿瘤性。立方体细胞具有反应性 Ⅱ 型肺细胞的形态学特征，包括顶端包膜、小的点状核仁，偶见核内假性包涵体。下方的圆细胞有空泡状细胞质，边界清晰；细胞核有细颗粒状染色质，核仁不明显

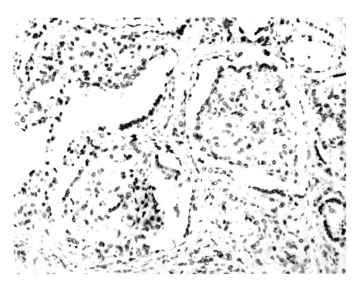

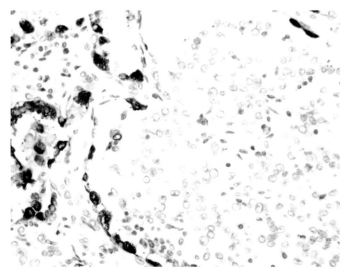

图 7.17c　硬化性肺细胞瘤［切除术（TTF-1 免疫组织化学染色；低倍视野）］。TTF-1 免疫染色证实了存在表面细胞和圆细胞的肺细胞表型。表面的立方体细胞通常表达 TTF-1、泛细胞角蛋白、CAM5.2、EMA、CK7、Napsin A 和表面活性物质标志物。圆细胞表达 TTF-1 和 EMA，CAM5.2 和 CK7 仅为局部阳性；泛细胞角蛋白通常呈阴性；表面活性物质标志物为阴性，Napsin A 可能为弱阳性或阴性

图 7.17d　硬化性肺细胞瘤［切除术（Napsin A 免疫组织化学染色；高倍视野）］。Napsin A 染色显示出硬化性肺细胞瘤两种细胞群的不同染色：立方体细胞呈强阳性，而圆细胞呈阴性。在免疫组织化学染色被广泛使用之前，细胞腔隙充满血液使人们得出这是一种血管肿瘤的结论，因此曾被称为"硬化性血管瘤"。血管标志物（ERG、CD31、CD34、因子Ⅷ）的免疫染色通常为阴性

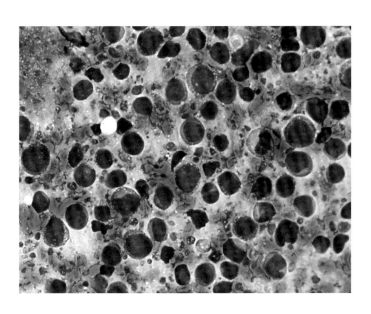

图 7.18a　大细胞淋巴瘤［细针穿刺抽吸（迪夫快速染色；高倍视野）］。原发性肺非霍奇金淋巴瘤很罕见，但继发性受累并不少见，可见于约 1/4 的非霍奇金淋巴瘤病例。绝大多数原发性肺非霍奇金淋巴瘤是结外边缘区淋巴瘤，为小细胞低级别肿瘤。然而，大多数肺非霍奇金淋巴瘤的细胞病理学标本呈弥漫大 B 细胞淋巴瘤（如图所示）。所有类型的非霍奇金淋巴瘤涂片通常细胞分化程度高。它们表现为单个分散的单一大淋巴细胞群。核轮廓光滑，偶见核分裂，染色质粗大，可见 1 个或多个核仁及少量深蓝色细胞质。偶可见含有胞质空泡的细胞。可见大量蓝色胞质碎片（所谓的"淋巴腺体"），这是所有淋巴病变（良、恶性）的重要细胞学特征

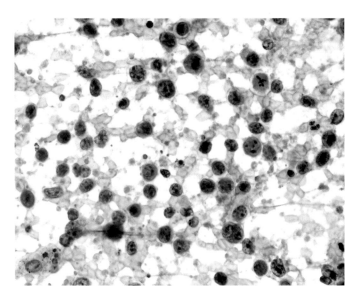

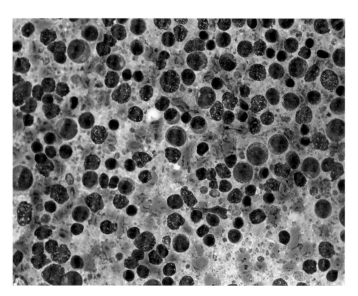

图 7.18b　大细胞淋巴瘤［细针穿刺抽吸（巴氏染色；高倍视野）］。巴氏染色突出了粗大、不规则、呈慢性聚集的淋巴细胞的核细节。然而，与罗氏染色涂片不同，淋巴腺小体常被完整的红细胞所掩盖（如图所示）。图左下角可见易染体巨噬细胞（TBM）。TBM 在高级别非霍奇金淋巴瘤中并不少见，也不能保证一定出现在良性反应性淋巴组织中。由于本图类似于恶性小圆细胞肿瘤，因此需要排除肺非淋巴样肿瘤（如小细胞神经内分泌瘤、黑色素瘤、甚至肉瘤）。肺非霍奇金淋巴瘤抽吸物和支气管肺泡灌洗标本易于通过流式细胞术分析进行免疫表型，从而获得最终诊断

图 7.18c　大细胞淋巴瘤［细针穿刺抽吸（迪夫快速染色；高倍视野）］。本图中的细胞具有更大程度的多形性。虽然大淋巴细胞占主导地位，但也可见足够多的由小淋巴细胞和浆细胞样淋巴细胞组成的细胞谱，类似良性表现。由于背景中有大量淋巴腺小体，可排除非淋巴细胞样病变。然而，如果没有流式细胞术等辅助检查，本图易被误认为反应性淋巴细胞样病变。移植患者易出现移植后淋巴细胞增生性疾病，在形态学上与肺大细胞非霍奇金淋巴瘤相同。因此，必须考虑患者的临床情况，移植后患者需进行 EB 病毒检测

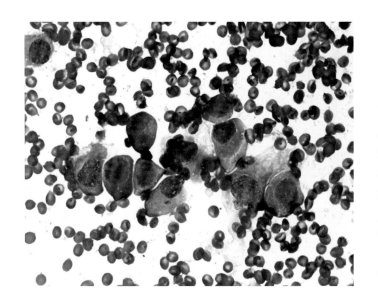

图 7.19　浆细胞骨髓瘤［细针穿刺抽吸（迪夫快速染色；高倍视野）］。累及肺的浆细胞瘤最常见于已知的多发性骨髓瘤患者，这是其全身性疾病的一部分。原发性浆细胞骨髓瘤（浆细胞瘤）非常罕见。多发性骨髓瘤患者的影像学表现可能为弥漫性浸润或更常见的多发性肺结节。图中大的浆母细胞显示偏心、增大、粗颗粒的细胞核，但没有核沟。大 B 细胞淋巴瘤伴浆细胞样分化可能出现相似表现。因此，通过显示单型细胞质免疫球蛋白，以及 CD138、VS38c 和 CD38 的免疫组织化学表达可明确诊断

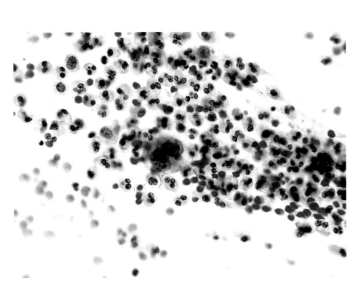

图 7.20a 霍奇金淋巴瘤 [细针穿刺抽吸（巴氏染色；高倍视野 ）]。霍奇金淋巴瘤很少见于肺部病变的细针穿刺抽吸标本。图中可在混合的炎症细胞中观察到一个高度非典型的里-施细胞。细胞为多核，含有多个明显的核仁。这些单个细胞很容易在众多炎症细胞中被遗漏；如果被观察到，它们可能会被认为是低分化癌或非典型的多核巨细胞

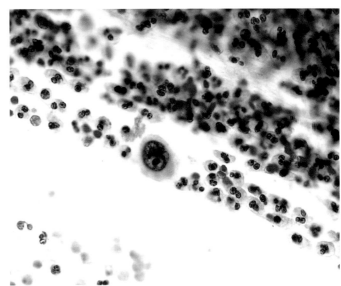

图 7.20b 霍奇金淋巴瘤 [细针穿刺抽吸（巴氏染色；高倍视野 ）]。图中单个的里-施细胞具有其经典的外观，即双核大细胞，有两个明显的核仁和丰富的细胞质。这两个细胞核似乎是彼此的镜像。这种表现也可见于转移性黑色素瘤，但在混合炎症的背景下存在罕见的非典型细胞多建议考虑霍奇金淋巴瘤

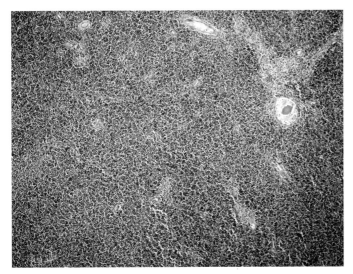

图 7.21a 慢性淋巴细胞白血病 / 小淋巴细胞淋巴瘤 [4 级淋巴结清扫术（HE 染色；低倍视野 ）]。该 4 级淋巴结直径为 1.6 cm，是肺癌切除术中在多个层面切除的众多大淋巴结之一。淋巴结为癌阴性，但在低倍视野时无正常的滤泡结构。淋巴结清扫发现比通常更大和（或）更多的淋巴结应考虑小淋巴细胞肿瘤，该肿瘤既往可能被诊断过

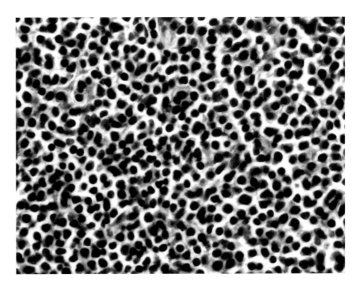

图 7.21b 慢性淋巴细胞白血病 / 小淋巴细胞淋巴瘤 [4 级淋巴结清扫术（HE 染色；高倍视野 ）]。均匀的小淋巴细胞群取代了正常情况下混合的淋巴细胞、浆细胞和含色素的组织细胞，这些细胞构成纵隔淋巴结的正常 / 反应性滤泡成分

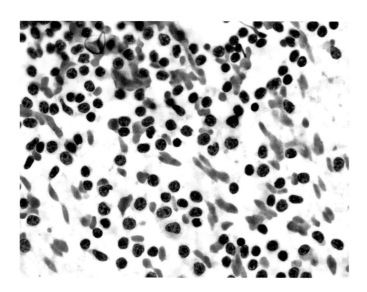

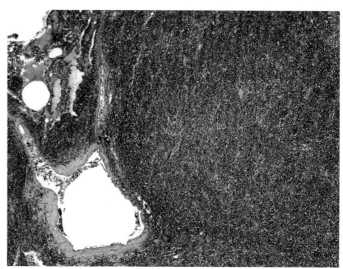

图 7.22a　黏膜相关淋巴组织淋巴瘤［细针穿刺抽吸（巴氏染色；中倍视野）］。该视野中包含许多小细胞，细胞质边缘狭窄，核边界不规则，染色质粗糙。小淋巴瘤很难单纯通过细胞形态学来识别，因为单一的淋巴瘤细胞群可能与多形性良性淋巴细胞群混杂在一起。此外，许多小的淋巴瘤细胞不一定形态单一。必须通过分子学研究、流式细胞术和（或）免疫组织化学来证明细胞群的克隆性

图 7.22b　黏膜相关淋巴组织边缘区淋巴瘤［活体组织检查（HE 染色；低倍视野）］。"MALT 瘤"是一种 B 细胞肿瘤，其特征是弥漫性且模糊的结节状肿瘤淋巴样浸润伴支气管血管束。肿瘤破坏了肺部结构，并延伸到远端气腔。支气管相关淋巴组织残留的反应性滤泡病灶可能与之相关。在低倍视野下，应鉴别小细胞癌和转移性小蓝圆细胞肿瘤

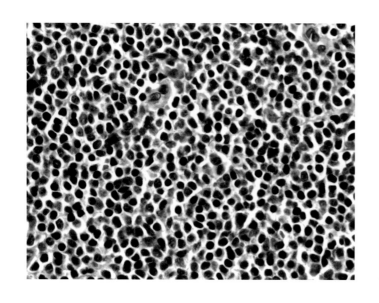

图 7.22c　黏膜相关淋巴组织边缘区淋巴瘤［活体组织检查（HE 染色；高倍视野）］。黏膜相关淋巴组织淋巴瘤由小淋巴细胞组成，其染色质浓缩、细胞核不规则、核仁不明显且有不同数量的苍白细胞质。混合有少量分散的大细胞，具有圆形核、空泡状染色质和明显的核仁。图中无坏死和核分裂。流式细胞术或免疫组织化学染色通常显示 CD20 和 bcl-2 的表达，CD5 和 CD10 染色呈阴性。在初始组合染色中加入角蛋白染色可排除小细胞癌

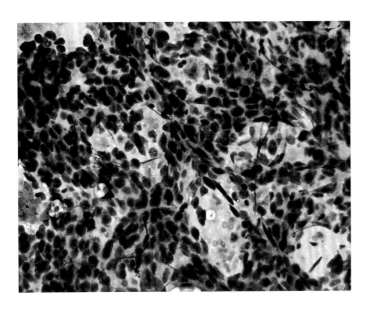

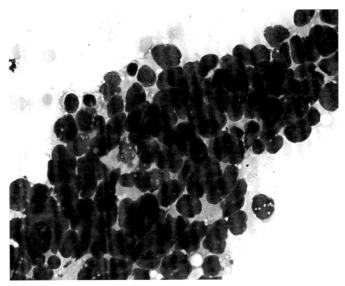

图 7.23a 转移性腺泡状横纹肌肉瘤［细针穿刺抽吸（迪夫快速染色；中倍视野）］。该细针抽吸物由均匀的蓝色小细胞组成。这些细胞主要为饱满且模糊的上皮样细胞，含有少量淡蓝色细胞质（图左侧最易观察）。细胞排列成片状，细胞之间有间隙和空间。偶尔可见核分裂和凋亡小体。这种小蓝圆细胞肿瘤的鉴别诊断很广泛；本例为转移性腺泡状横纹肌肉瘤。肺泡状横纹肌肉瘤的特征是 FOXO1 和 PAX3 或 PAX7 易位

图 7.23b 转移性腺泡状横纹肌肉瘤［细针穿刺抽吸（迪夫快速染色；高倍视野）］。在高倍视野下，转移性腺泡状横纹肌肉瘤的细胞呈簇状，原始细胞外观，少数细胞中可见少量偏心的蓝色细胞质。染色质纤薄，有小核仁。在未进行免疫组织化学检查的情况下，肺泡状横纹肌肉瘤很难诊断，其表达肌肉分化的标志物（结蛋白、成肌蛋白、myo-D1）和神经内分泌标志物

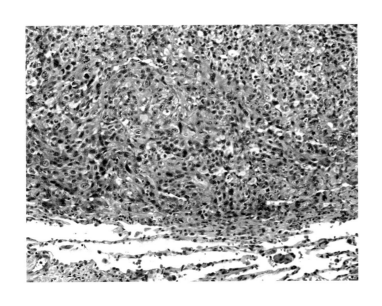

图 7.24a 转移性胚胎性横纹肌肉瘤［切除术（HE 染色；低倍视野）］。这种高级别的"蓝色细胞"肿瘤转移与肺实质的边界清楚，缺乏有组织的生长模式。最常见的情况是有已知的横纹肌肉瘤病史，与原发性肿瘤进行对比通常有助于诊断。然而，化疗或出现亚克隆可能会改变细胞学，在这种情况下，免疫组织化学染色有助于确认肌肉分化（myo-D1、结蛋白、成肌蛋白）。在腺泡状横纹肌肉瘤中，识别特征性 t（2;13）或 t（1;13）易位有助于确诊

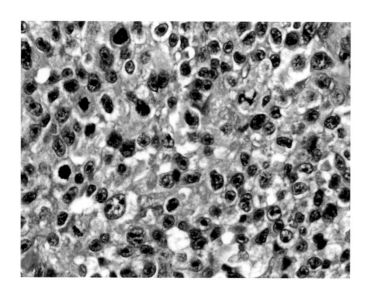

图 7.24b　转移性胚胎性横纹肌肉瘤［切除术（HE 染色；高倍视野）］。肉瘤细胞具有含量不等的嗜酸性至透明的细胞质。细胞核具有高度多形性，常有明显的核仁。图中可见 3 种核分裂。在一些未分化的病例中，应与淋巴瘤鉴别，可通过淋巴抗原（CD45、CD3、CD20、CD20、PAX5）的免疫组织化学染色来排除

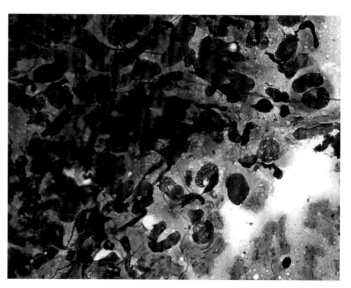

图 7.25a　转移性平滑肌肉瘤［细针穿刺抽吸（迪夫快速染色；高倍视野）］。图中以较大的多形性细胞为主，左上角可见梭形细胞。细胞核大而不规则，有多个核仁，胞质呈蓝色，血性背景。可见少量双核细胞。肺是平滑肌肉瘤最常见的转移部位

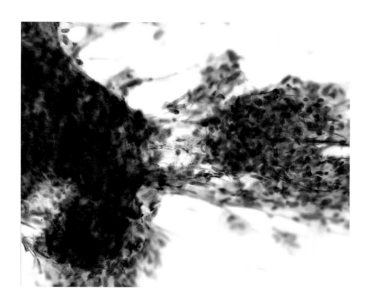

图 7.25b　转移性平滑肌肉瘤［细针穿刺抽吸（巴氏染色；中倍视野）］。在巴氏染色的抽吸物标本中，梭形细胞形态更明显，视野左侧可见束状结构。这些细胞同样具有大细胞核和核仁，也可见不规则的双核细胞。平滑肌肉瘤可起源于子宫或其他软组织部位，包括血管内

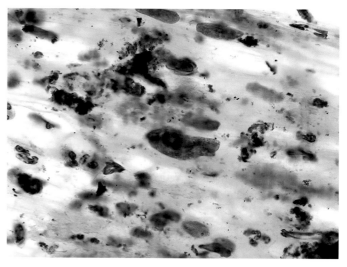

图 7.25c　转移性平滑肌肉瘤［细针穿刺抽吸（巴氏染色；高倍视野）］。在高倍视野下，细胞核为梭形，染色质增多、呈多形性，并可见炎性碎屑。子宫平滑肌肉瘤是一种侵袭性肿瘤，易复发和转移，即使最初看似局限于子宫

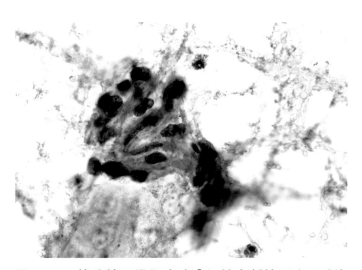

图 7.26a　转移性平滑肌肉瘤［细针穿刺抽吸（巴氏染色；高倍视野）］。 该小片段包含的细胞有多形性、梭形核，染色质深且核边界明显不规则。细胞呈细长形，但细胞质在其他方面无特征。细胞形态学特征提示为恶性肿瘤，因此梭形的特征表明为肉瘤或肉瘤样癌。然而，在没有恶性肿瘤病史的情况下，需要进一步检查（如分子检测或免疫组织化学染色）来确诊

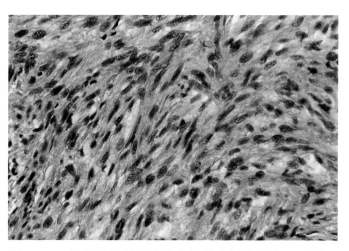

图 7.26b　转移性平滑肌肉瘤［细针穿刺抽吸（HE 染色；高倍视野）］。 梭形细胞形成流动和交织的束状；由于圆形的尖端，细胞核被拉长，呈雪茄状。细胞质边界不清，但在某些情况下可识别出核周空泡，这进一步提示平滑肌分化。虽然平滑肌肉瘤是最常见的肺原发性肉瘤之一，但本例患者的平滑肌肉瘤为下肢原发性肉瘤转移至肺

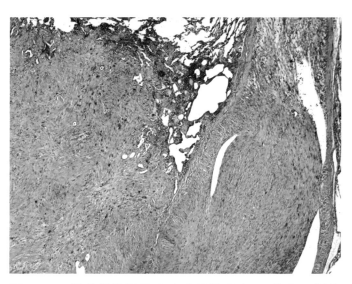

图 7.27a　转移性平滑肌肉瘤［切除术（HE 染色；低倍视野）］。 本例转移性软组织平滑肌肉瘤具有特征性边界（图上方）；即使在低倍视野下也能观察到多形性。转移瘤最常通过淋巴或全身静脉回流和肺动脉到达肺部；图中右侧显示病变可能来源于动脉，可见腔内和壁内肿瘤伴有内膜反应

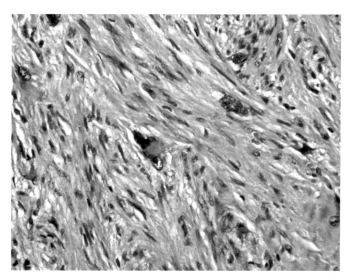

图 7.27b　转移性平滑肌肉瘤［切除术（HE 染色；高倍视野）］。 梭形细胞呈束状分布，有多个大的非典型细胞。转移瘤通常多发，且见于双侧和肺外周，但也可能为孤立性，部分肿瘤巨大。在与既往原发性肉瘤具有相似特征的情况下，仅凭 HE 染色即可诊断转移性平滑肌肉瘤。在无既往病史的情况下，鉴别诊断包括原发性或转移性滑膜肉瘤［EMA（＋）、CAM 5.2（＋）；CD99（＋）、bcl-2（＋）；SS18 与 SSX1 或 SSX2 融合）］和肉瘤样癌［角蛋白（＋）］，以及转移性梭形细胞黑色素瘤［S100（＋）、结蛋白（－）、肌动蛋白（－）］

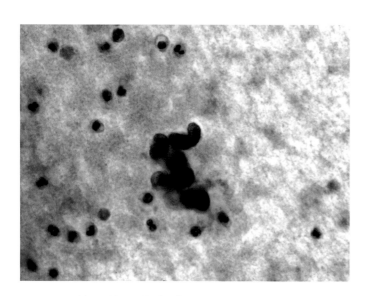

图 7.28　转移性子宫内膜间质肉瘤［活体组织检查（HE 染色；高倍视野）］。 子宫内膜间质肉瘤是一种不常见的梭形细胞恶性肿瘤，起源于子宫内膜基质。若患者没有病史，则很难在最初的鉴别诊断中考虑到该类型。图中可见细胞核深染，染色质粗糙，核边界不规则。癌细胞通常呈 CD10（＋）

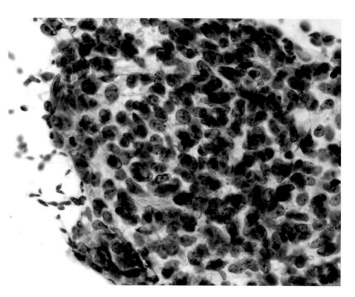

图 7.29a　转移性滑膜肉瘤［细针穿刺抽吸（巴氏染色；高倍视野）］。 转移性滑膜肉瘤的肿瘤细胞均匀、呈梭形，排列成漩涡状和束状。该片段中未见上皮成分。细胞边界不清楚，细胞核轮廓不均匀，核明显，通常有多个核仁。滑膜肉瘤通常最初表现为年轻人的软组织肿块。考虑到有无上皮成分，肿瘤呈双向或单向外观

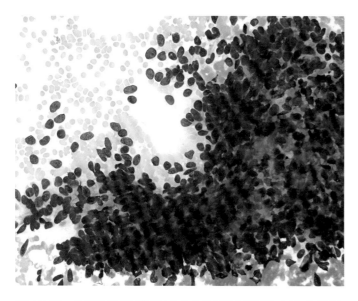

图 7.29b　转移性滑膜肉瘤［细针穿刺抽吸（迪夫快速染色；中倍视野）］。 图中可见梭形细胞呈束状排列。细胞边界模糊，细胞质模糊、纤薄，边缘有多个裸露或几乎裸露的细胞核。滑膜肉瘤是一种染色体易位相关的肉瘤，大多数病例可检测到 SYT-SSX1 或 SSX2 基因 t（X；18）易位

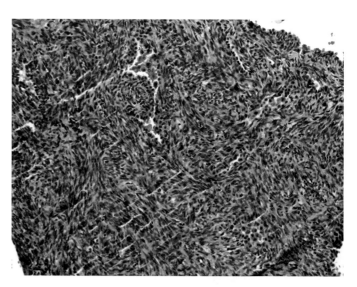

图 7.29c　转移性滑膜肉瘤［活体组织检查（HE 染色；低倍视野）］。 滑膜肉瘤的梭形细胞排列成丰满的交错束状或分叶状细胞巢。该病灶的低倍视野表现为单向和梭形。血管系统具有"鹿角"模式，这是滑膜肉瘤与孤立性纤维瘤共有的特征。转移性肺滑膜肉瘤比原发性肺滑膜肉瘤更常见，但两者在形态学、免疫组织化学和遗传学上无法区分

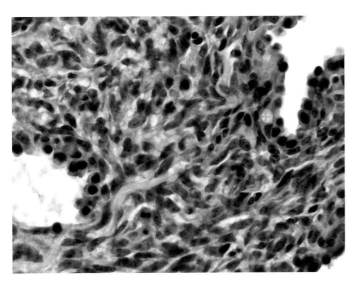

图 7.29d　转移性滑膜肉瘤［活体组织检查（HE 染色；高倍视野）］。图中可见肿瘤性梭形细胞扩张肺间质，残留的肺泡上皮细胞排列在空隙内。图左下角可见核分裂象。CK8/18 在大多数情况下呈阳性，至少是局灶性阳性，检测 t（X；18）易位与 SS18-SSX1 或 SSX2 融合在诊断中非常重要。鉴别诊断包括原发性和转移性肉瘤，以及肉瘤样癌［角蛋白（＋）］

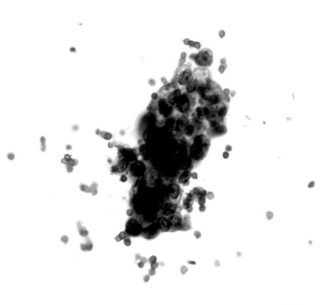

图 7.30a　转移性乳腺癌［细针穿刺抽吸（巴氏染色；高倍视野）］。肿瘤细胞具有腺癌的细小空泡化细胞质，以及在细胞簇底部有少量腺体结构的合胞体排列。细胞核不规则，核仁突出。乳腺癌是美国女性中最常见的癌症，即使没有乳腺肿瘤病史，也需考虑转移性乳腺癌

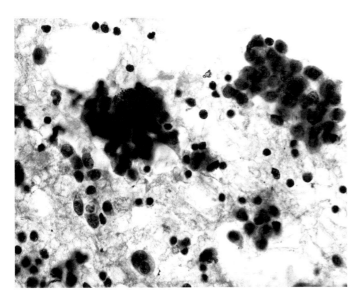

图 7.30b　转移性乳腺癌［细针穿刺抽吸（巴氏染色；高倍视野）］。图中肿瘤细胞形成三维片状结构和松散的单个细胞。细胞具有高核质比，但细胞核大小差异极小。这些特征符合乳腺原发性疾病，但无特异性。由于乳腺癌非常常见，因此女性患者出现 CK7 阳性腺癌时均需排除转移性乳腺癌

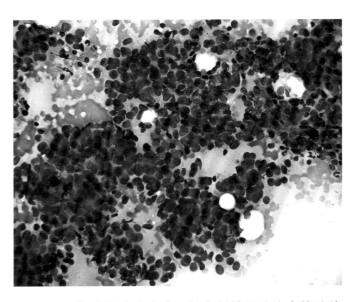

图 7.30c　转移性乳腺癌［细针穿刺抽吸（迪夫快速染色；中倍视野）］。涂片中清晰可见转移性乳腺癌典型的多细胞和合体细胞模式。肿瘤细胞质内有细小的空泡，细胞核深染、增大。碎片形成常见于乳腺导管癌的小梁模式。应尽可能进行针穿活检或另取额外的细胞块标本检查，以评估激素受体（ER/PR）及 HER2/neu 状态

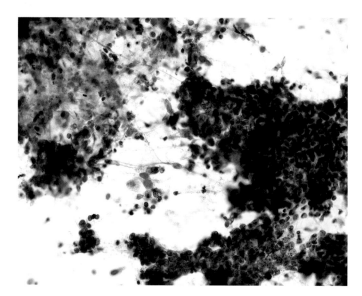

图 7.31a　转移性结直肠腺癌［细针穿刺抽吸（巴氏染色；低倍视野）］。图右侧是一片癌细胞，左侧可见一片炎性坏死碎片。癌细胞深染，核大，核质比高。转移性结直肠癌细胞深染且呈坏死性（如图），栅栏状肿瘤细胞与细长的细胞核组成典型的"栅栏"结构（图中未见）

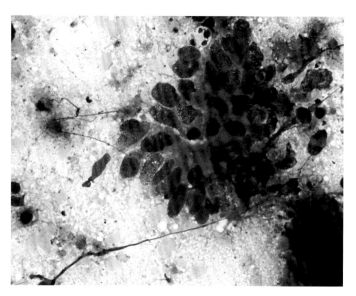

图 7.31b　转移性结直肠腺癌［细针穿刺抽吸（迪夫快速染色；高倍视野）］。在高倍视野下，一簇癌细胞排列成腺样结构。细胞细长，具有大的椭圆形核和明显的核仁。细胞沿碎片边缘呈栅栏状排列，形成一个小的"栅栏"图案。涂片背景与细胞形态学同样重要，结肠腺癌常被描述为"脏坏死"

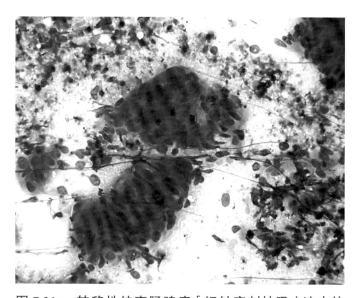

图 7.31c　转移性结直肠腺癌［细针穿刺抽吸（迪夫快速染色；中倍视野）］。位于视野中央的癌细胞显示了组织切片中结肠腺癌的特点：高大细胞具有深染、细长、重叠和假复层状的细胞核，伴有大量"脏坏死"核和炎症碎片。上方细胞簇中可见许多核分裂象。原发性肺腺癌有时可显示肠道分化（通过形态学和免疫组织化学识别）；在这些情况下，需要结合患者病史来区分原发灶和转移灶

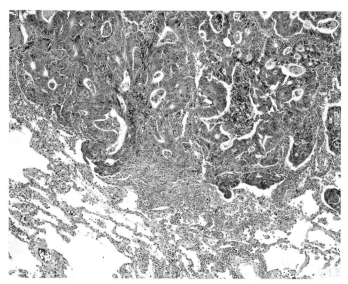

图 7.32a　转移性结直肠腺癌［活体组织检查（HE 染色；低倍视野）］。本图界限分明的转移性病变很好地显示了结直肠腺癌的特征性腺体结构、筛状结构和栅栏样排列的核。CK20、CDX2 和（或）CEA 免疫组织化学染色可确诊。在某些情况下，检测此类 Ⅳ 期病变的 MSI、KRAS 和（或）BRAF 很重要；如果组织有限且原发性肿瘤可用于比较，则最好不要采样进行免疫组织化学染色，以保存组织用于分子检测

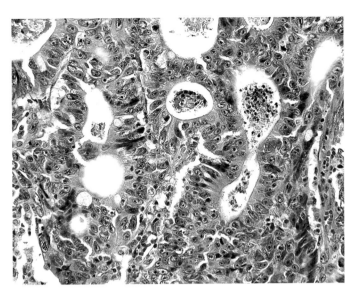

图 7.32b　转移性结直肠腺癌 [活体组织检查（HE 染色；高倍视野）]。 在高倍视野下，很容易地识别出腔内坏死和明显的洋红色核仁。多形性、明显不规则的核膜和栅栏样细胞核排列是转移性结直肠癌的附加特征。子宫内膜样腺癌通常在组织学上与结直肠腺癌相似，但其 CK7（＋）、ER（＋）、CK20（－）、CEA（－）、CDX2（－）

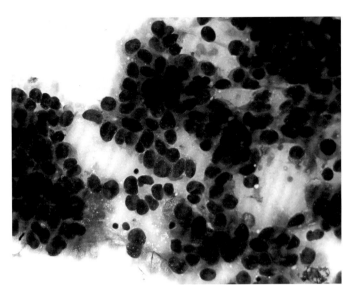

图 7.33a　转移性肝细胞癌 [细针穿刺抽吸（迪夫快速染色；高倍视野）]。 肿瘤细胞以小梁排列和小的三维聚集体散布于整个视野。正下方有一个腺泡。内皮包裹在图中不易识别。细胞均匀，体积相对较小，具有细小的空泡状细胞质。肝细胞癌最常发生于慢性肝病和肝硬化患者

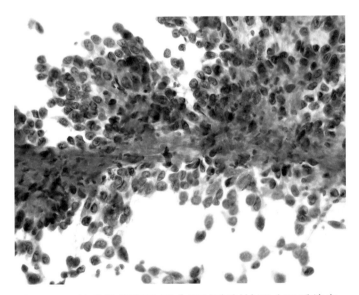

图 7.33b　转移性肝细胞癌 [细针穿刺抽吸（巴氏染色；高倍视野）]。 血管穿过视野中心，肿瘤细胞向两侧展开。细胞较松散，但细胞质仍完整。大多数细胞均匀，体积较小。图中右上角有一个微腺泡。细胞核与正常肝细胞相似，甚至有核假性包涵体（图左）。肝细胞癌在肝内可表现为单个肿块、类似转移性病变的多个肿块或弥漫性肝受累（影像学无明显病变）

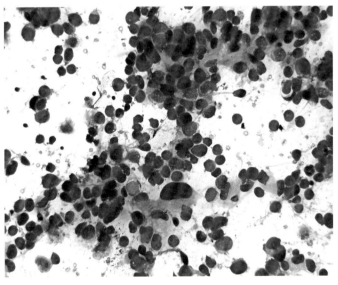

图 7.34a　转移性胶质母细胞瘤 [细针穿刺抽吸（迪夫快速染色；高倍视野）]。 肿瘤细胞呈高度多形性且松散分布。图中可见许多裸核，胞质呈细纤维状。背景中可见罕见的淋巴细胞，可用于比较肿瘤细胞的大小。多形性胶质母细胞瘤很少在中枢神经系统外转移，可能是由于硬脑膜和血脑屏障对中枢神经系统提供了强大的物理保护，也可能是由于多形性胶质母细胞瘤确诊后的生存期较短（中位数约 12 个月）

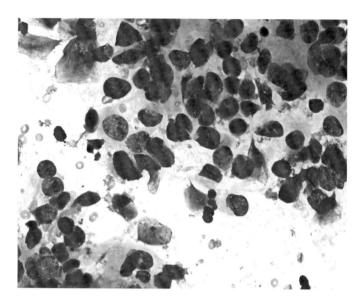

图 7.34b 转移性胶质母细胞瘤［细针穿刺抽吸（迪夫快速染色；高倍视野）］。在高倍视野下，可更清晰地显示纤维状细胞质。偶尔可见细微的细胞间过程。细胞核深染，染色质非常粗糙。多形性胶质母细胞瘤可出现"重新分化"或源于先前的低级别星形细胞瘤。作为一种星形细胞瘤，多形性胶质母细胞瘤通常表达 GFAP 和 S100 蛋白

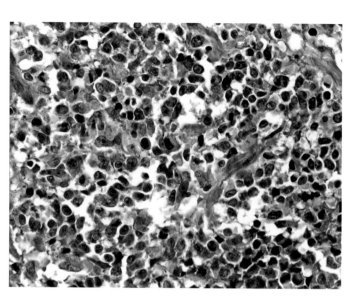

图 7.34c 转移性胶质母细胞瘤［细针穿刺抽吸（HE 染色；高倍视野）］。该间变性肿瘤由多形性未分化细胞组成，胞质含量不等，呈弥漫性生长，有丰富的血管供应。部分病例含有更多梭形细胞（肉瘤样细胞）。转移性胶质母细胞瘤的特征与多种原发性和转移性未分化肿瘤相似。角蛋白表达存在差异在胶质母细胞瘤中并不少见，易误诊

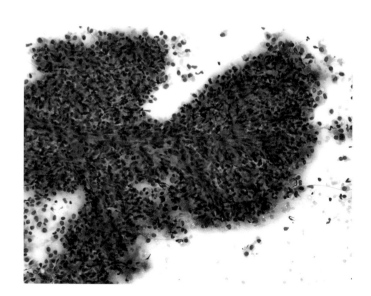

图 7.35a 转移性脑膜瘤［细针穿刺抽吸（迪夫快速染色；低倍视野）］。图中可见丰满的梭形细胞呈束状排列。片段中央可见细小的毛细血管。脑膜瘤是最常见的原发性脑瘤，通常见于成人。大多数肿瘤为良性（WHO Ⅰ级），很少转移。肿瘤亚组（WHO Ⅱ/Ⅲ级）可能有侵袭性行为，复发和远处转移的可能性更大

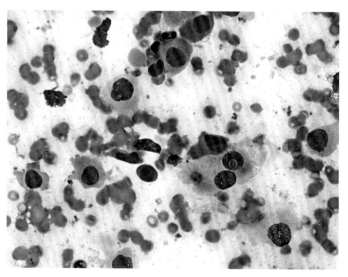

图 7.35b 转移性脑膜瘤［细针穿刺抽吸（迪夫快速染色；高倍视野）］。在细胞学上，细胞呈上皮样，胞质致密。细胞核为圆形至椭圆形，核仁明显。核内假性包涵体（图中央）是脑膜肿瘤常见的表现。提示侵袭性行为的脑膜瘤特征包括浸润性生长、细胞坏死、核分裂和多形性

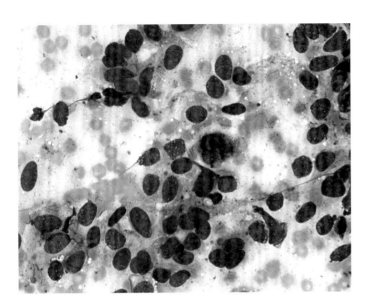

图 7.36a 转移性黑色素瘤［细针穿刺抽吸（迪夫快速染色；高倍视野）］。图中细胞多体积较大，松散地聚集在一起，具有卵圆形核和多个明显的核仁。背景为颗粒状，但图中央有多个胞质淡染的细胞，胞质含有棕褐色黑色素，诊断为黑色素瘤。仔细观察可见这种色素存在于许多细胞质明显的其他细胞中。转移性黑色素瘤可能在原发性病变治疗数年后表现为孤立性转移

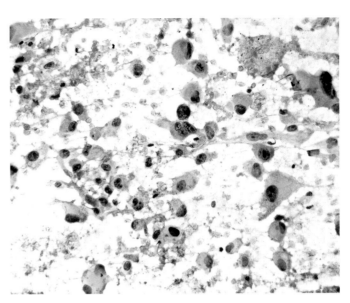

图 7.36b 转移性黑色素瘤［细针穿刺抽吸（巴氏染色；高倍视野）］。图中以大的、多形性癌细胞为主，许多细胞的胞质为偏心性，呈现横纹样外观。背景中可见罕见的淋巴细胞和内皮细胞，可用于比较细胞大小。图中红色的核仁非常醒目，这是黑色素瘤的特征。S100、SOX-10、HMB-45 和黑色素 A 的细胞块免疫组织化学染色可辅助诊断

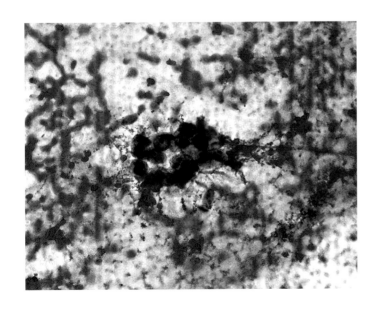

图 7.36c 转移性黑色素瘤［细针穿刺抽吸（巴氏染色；中倍视野）］。肿瘤细胞饱满、呈上皮样和多形性，但最显著的特征是核仁大。细胞质可见微弱的色素沉着。这些特征提示转移性黑色素瘤。患者不一定有黑色素瘤的既往史，但 S100、SOX-10、HMB45 和黑色素 A（MART1）的免疫组织化学染色以及癌和淋巴瘤的检查呈阴性有助于诊断

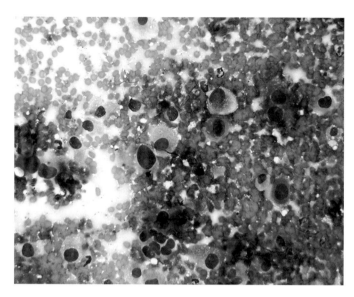

图 7.36d 转移性黑色素瘤［细针穿刺抽吸（迪夫快速染色；高倍视野）］。细胞大且松散；即使在低倍视野下也能观察到大的核仁。偶可见双核细胞。核内可见假性包涵体，该特征可见于黑色素瘤和其他肿瘤（如甲状腺乳头状癌和支气管肺泡癌）。原发性黑色素瘤病变侵袭的危险因素包括更深的浸润深度（Breslow 厚度）、血管浸润、原发灶溃疡和淋巴结状态。然而，部分患者可能没有黑色素瘤病史。在这些情况下，原发灶可能会在引起转移后消退

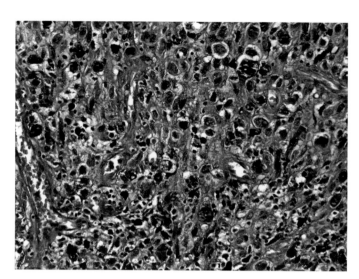

图 7.36e 转移性黑色素瘤［针穿活检（HE 染色；高倍视野）］。该转移灶由杂乱的片状上皮样黑色素细胞组成，核膜明显不规则，多见明显的核仁，有大量黑色素生成。在没有黑色素生成的情况下，组合免疫组织化学标志物可以排除癌、肉瘤和大细胞淋巴瘤。转移灶类似于皮肤原发灶，因此可观察到各种皮肤黑色素瘤组织学，包括上皮样、痣样、梭形细胞和结缔组织增生型。所有类型的长期和复发性转移性病变都可能去分化，并无法与肉瘤区分，包括黑色素细胞免疫组织化学标志物（如 HMB-45、黑色素 A、SOX-10）阴性；S100 很少呈阴性，但并非完全特异

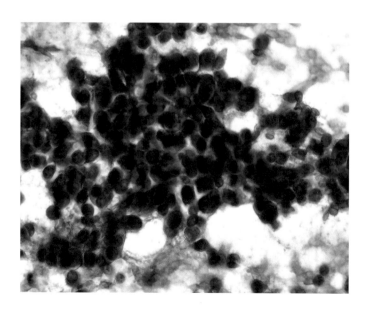

图 7.37a 转移性鼻咽癌［细针穿刺抽吸（巴氏染色；高倍视野）］。图中显示了一个具有大细胞核的肿瘤细胞聚集体。肿瘤细胞本身具有明显的核仁。在某些情况下（本图未见），可能混合很多淋巴细胞。若无病史或临床疑诊，形态学为非特异性，表现为低分化上皮样恶性肿瘤。鉴别诊断包括弥漫大 B 细胞淋巴瘤、大细胞神经内分泌癌、低分化癌和黑色素瘤。鼻咽癌在北美洲很少见，但在中国南方和非洲部分地区较常见。它通常与 EB 病毒感染有关

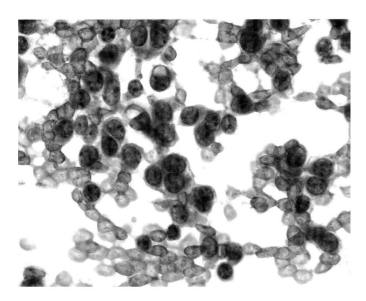

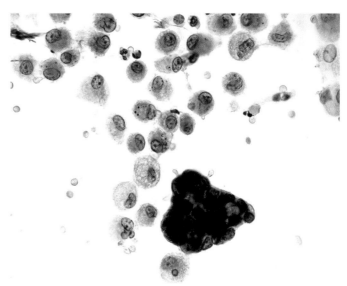

图 7.37b 转移性鼻咽癌 [细针穿刺抽吸（巴氏染色；高倍视野）]。 图中可见具有高核质比的肿瘤细胞呈松散粘连分布。鼻咽癌可分为角化型或非角化型，非角化型又分为分化型或未分化型。其免疫组织化学染色可能与肺鳞状细胞癌相似；临床疑诊或存在大量淋巴细胞应进行原位杂交检测 EB 病毒

图 7.38a 转移性涎腺导管癌 [细针穿刺抽吸（巴氏染色；高倍视野）]。 视野正下方可见单个肿瘤细胞簇。这些细胞具有高核质比，多形性核，染色质开放，核仁明显，细胞质中等且含有粉红色颗粒。细胞簇内的右侧可见腺体结构。背景中存在丰富的组织细胞。涎腺导管癌是一种罕见的高级别涎腺癌，类似于高级别乳腺癌，可能伴有转移性病变

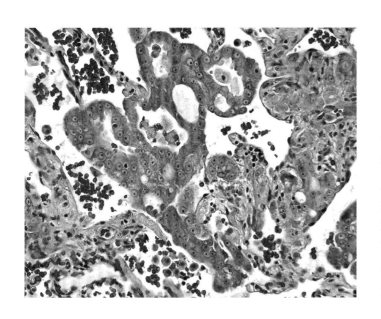

图 7.38b 转移性涎腺导管癌 [活体组织检查（HE 染色；高倍视野）]。 涎腺癌肺转移并不常见，但涎腺导管癌通常是一种侵袭性肿瘤，可扩散至肺部。该病变保持原发灶的特征，包括小梁 / 筛状结构和具有嗜酸性细胞质、泡状核和明显核仁的细胞。肿瘤与乳腺癌非常相似，通常表达 GATA3、雄激素受体、ER、HER2 和 E- 钙黏着蛋白。在没有原发性涎腺导管癌病史的情况下，应考虑原发性肺癌 [TTF-1（＋）、Napsin（＋）；GATA-3（－）、AR（－）] 和乳腺癌，仅依靠形态学和免疫组织化学不能明确排除乳腺癌

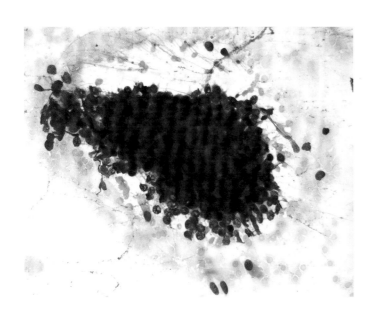

图 7.39a　转移性胸腺瘤［细针穿刺抽吸（迪夫快速染色；中倍视野）］。细胞体积小，聚集成簇，具有圆形细胞核，胞质细长，染色质粗糙。可见罕见的淋巴细胞。胸腺瘤可经纵隔直接蔓延或转移（少见）至肺。胸腺瘤可根据组织学类型分类（A、AB、B1、B2、B3、C），但临床分期是最重要的预后因素

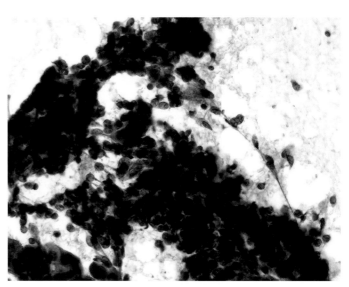

图 7.39b　转移性胸腺瘤［细针穿刺抽吸（巴氏染色；中倍视野）］。片段内充满了片状和簇状非典型上皮细胞。图右侧可见鳞状细胞分化的证据，胞质内呈粉红色（表明角化），以及不规则的细胞外角蛋白碎片。甲状腺肿瘤通常在上皮成分中表现出鳞状细胞分化。胸腺瘤的上皮细胞呈 p63 和细胞角蛋白阳性，而混合的淋巴细胞为未成熟的 TdT[+] CD3[+] T 细胞

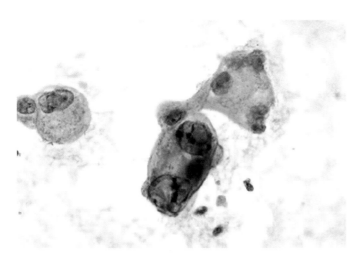

图 7.40a　转移性乳头状甲状腺癌［细针穿刺抽吸（巴氏染色；高倍视野）］。癌细胞核增大，核边界高度不规则。可见其中一个细胞具有甲状腺乳头状癌的典型特征——核内假性包涵体。部分类型的肺腺癌（如既往被归类为支气管肺泡癌的部分肿瘤）通常伴有包涵体，应纳入鉴别诊断。由于肺是转移性肿瘤的常见部位，因此患者病史至关重要

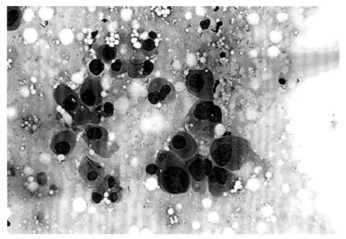

图 7.40b　转移性乳头状甲状腺癌［细针穿刺抽吸（迪夫快速染色；高倍视野）］。这些嗜酸性细胞体积增大，可见明显的核大小不一，并具有丰富的细胞质。鉴别诊断包括任何有嗜酸性细胞分化的病变；然而，本例患者有广泛转移的甲状腺乳头状癌。虽然部分甲状腺乳头状癌表现出嗜酸性细胞分化，但转移灶的细胞形态学并不总是与原发病灶相似。甲状腺乳头状癌通常局部转移至区域淋巴结，极少数转移至远处器官（如肺）

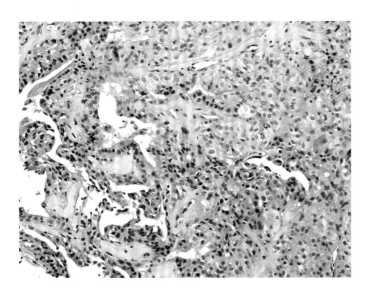

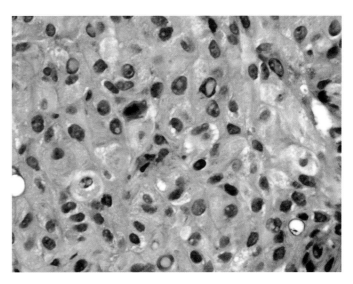

图 7.40c 转移性乳头状甲状腺癌［活体组织检查（HE 染色；低倍视野）］。经支气管活检显示图左侧为具有间质硬化的乳头状肿瘤，图右侧具有更多巢状实性模式。主要与肺原发性混合型（乳头状和实性）腺癌鉴别。细胞核 TTF-1 表达是两种病变的特征，但 Napsin A 和甲状腺球蛋白染色可区分转移性甲状腺癌［甲状腺球蛋白（＋）、Napsin A（－）］和原发性肺癌［Napsin A（＋）、甲状腺球蛋白（－）］

图 7.40d 转移性乳头状甲状腺癌［活体组织检查（HE 染色；高倍视野）］。该实性区域的细胞显示细长的椭圆形细胞核，有多个核内假性包涵体，存在核分裂象。细胞核是乳头状甲状腺癌的特征，尽管无特异性；许多乳头状肺肿瘤也有核内假性包涵体和（或）核沟

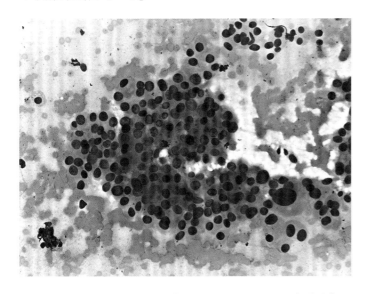

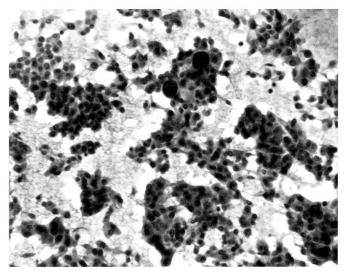

图 7.41a 转移性甲状腺滤泡癌（Hurthle 细胞癌）［细针穿刺抽吸（迪夫快速染色；中倍视野）］。该肿瘤由具有细颗粒和丰富细胞质的上皮细胞组成，细胞核呈圆形至椭圆形，核仁突出。细胞显示出甲状腺中嗜酸性细胞（Hurthle 细胞）的典型核变异。甲状腺 Hurthle 细胞癌是一种滤泡型癌，以 Hurthle 细胞为主，并有包膜和（或）血管浸润灶

图 7.41b 转移性甲状腺滤泡癌［细针穿刺抽吸（巴氏染色；中倍视野）］。通过巴氏染色，在电子显微镜下显示为巨大线粒体的 Hurthle 细胞的细胞质颗粒更易被识别。图中正上方可见两个巨大的、巨石状细胞核。这种巨大的多形性偶尔可见于甲状腺的良性 Hurthle 细胞病变，其本身并不能被诊断为恶性肿瘤。如果出现远处转移，如本例中的肺肿块，则可诊断为恶性肿瘤

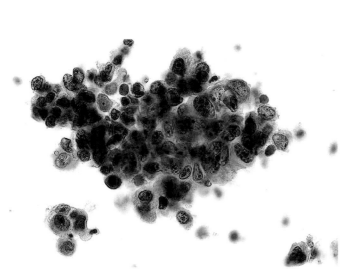

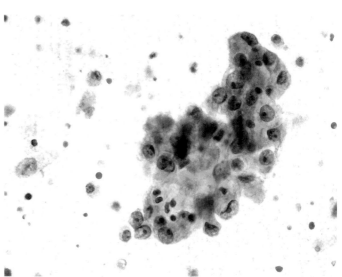

图 7.42　转移性肾上腺皮质癌 [细针穿刺抽吸 (巴氏染色；高倍视野)]。肾上腺皮质癌并不常见，在遇到不明原因的癌症时通常不会首先考虑。符合肾上腺来源的免疫组织化学染色包括黑色素 A (MART1)、突触小泡蛋白和抑制素，但这些标志物均非肾上腺特异性。这些癌可能具有不同的细胞学形态，但因为其神经内分泌起源，细胞通常不粘连。通常具有中等至显著的核多形性和明显的核仁；这两个特征均可在本图中观察到

图 7.43a　转移性肾细胞癌 [细针穿刺抽吸 (巴氏染色；高倍视野)]。肿瘤细胞具有松软的颗粒状细胞质，部分区域可见细胞间的边界，而在其他区域则较模糊。细胞核轮廓稍不规则，核仁明显。肾细胞癌好发于成人，通常因其他症状进行影像学检查时偶然被发现

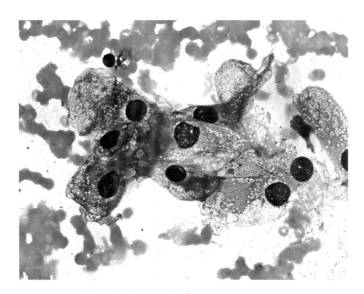

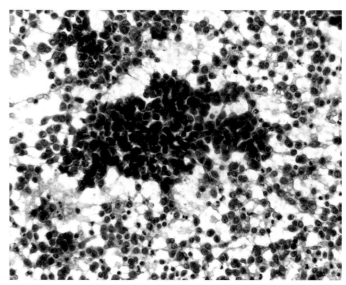

图 7.43b　转移性肾细胞癌 [细针穿刺抽吸 (迪夫快速染色；高倍视野)]。本图突显了丰富的细空泡状细胞质。图中可见细胞边界不清，且肿瘤细胞中可见核仁。细胞质在组织固定和处理过程中变得清晰，但不会出现在抽吸涂片上。相反，一个显著特征是存在含有脂质的细小空泡

图 7.43c　肾细胞癌 [细针穿刺抽吸 (巴氏染色；中倍视野)]。细胞呈松散的簇状和细胞间纤薄细胞质相互附着的片状排列。细胞核具有中等多形性，核仁明显。肾细胞癌中的细胞大多为中小型细胞

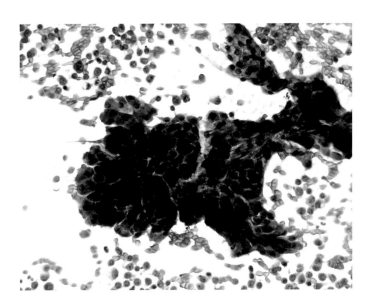

图 7.43d 转移性肾细胞癌 [细针穿刺抽吸（巴氏染色；中倍视野）]。图中央的组织片段由多边形、浆细胞样细胞组成，具有颗粒状细胞质和小而圆的细胞核。相比之下，周围单个细胞的细胞质较少，细胞核较大，染色质较粗糙，有散在的胞质空泡。肾细胞癌通常采用肾切除术治疗，即使已蔓延至肾静脉或腔静脉，孤立性转移也被认为应进行手术治疗

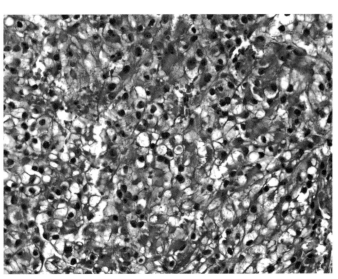

图 7.44a 转移性肾细胞癌 [细针穿刺抽吸（HE 染色；中倍视野）]。该细胞块显示了肾细胞癌常见的具有粉红色至透明细胞质的细胞巢。红细胞散布在各处。由于高度血管化，透明细胞肾细胞癌在抽吸物标本中可能有多处出血灶

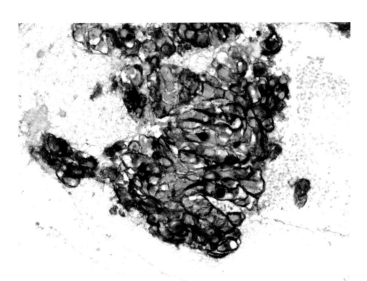

图 7.44b 转移性肾细胞癌 [细针穿刺抽吸（碳酸酐酶免疫组织化学染色 - IX；高倍视野）]。碳酸酐酶 - IX 的免疫组织化学染色显示了肿瘤细胞的细胞质和细胞膜增强。这种碳酸酐酶 - IX 染色的模式支持透明细胞癌。肾透明细胞癌通常对 CK7 和消旋酶（AMACR）呈阴性，而乳头状肾细胞癌的染色与之相反

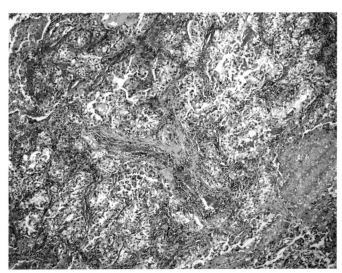

图 7.44c 转移性透明细胞肾细胞癌 [切除术（HE 染色；低倍视野）]。该转移性肾细胞癌显示了血管丰富的巢状透明细胞聚集体。低倍视野下的鉴别诊断还包括胎儿型肺腺癌及来自其他部位（如妇科部位）的转移性透明细胞癌

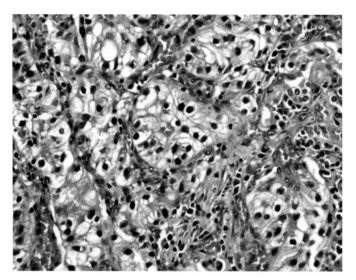

图 7.44d　转移性透明细胞肾细胞癌［切除术（HE 染色；高倍视野）］。高倍视野显示呈中度多形性的透明细胞，细胞核排列紊乱，核仁多见。可能不需要免疫染色即可做出诊断，特别是在具有典型的透明细胞形态且可对比既往肾病变时。如果转移灶级别更高或无既往史，组合染色可能有助于识别肾来源［PAX8（＋）、碳酸酐酶 - Ⅸ（＋）、CD10（＋）、EMA（＋）、波形蛋白（＋）、CK7（－）、ER（－）］

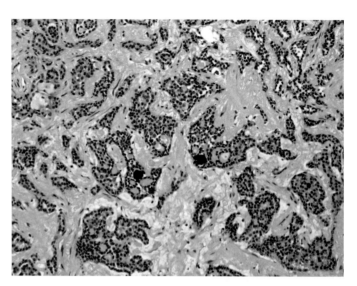

图 7.45a　转移性乳头状肾细胞癌［切除术（HE 染色；低倍视野）］。该图显示的罕见转移性病变由大小不一的乳头状组织构成，硬化的纤维血管轴心包埋在密集的胶原基质中。可见两个砂粒体（图中央）。鉴别诊断包括甲状腺和涎腺起源的肿瘤，以及原发性肺乳头状腺癌（呈罕见外观）。TTF-1 和甲状腺球蛋白染色可能有助于诊断；应尽可能回顾既往病史和既往病变。本例患者的既往肾肿瘤与图中外观相同

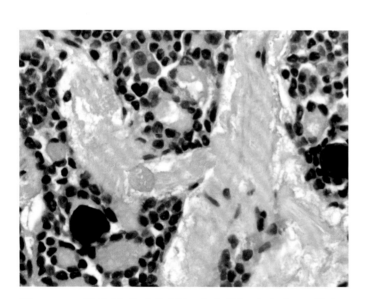

图 7.45b　转移性乳头状肾细胞癌［切除术（HE 染色；高倍视野）］。高倍视野下细胞核多形性更明显。两个砂粒体被一圈肿瘤细胞包围，乳头之间和乳头内有明显致密的胶原蛋白。与大多数起源于不同部位的乳头状肿瘤一样，可能存在核内假性包涵体

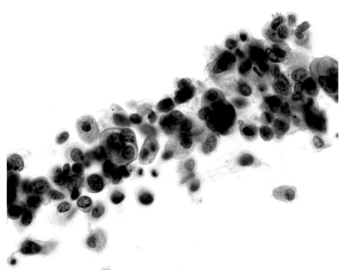

图 7.46a　转移性尿路上皮癌［细针穿刺抽吸（巴氏染色；高倍视野）］。可见非典型细胞贯穿整张图片，细胞核呈多形性，染色质粗糙，偶尔有核仁。这些细胞具有细小空泡状细胞质，偶尔呈"细胞侵入性死亡"模式（entosis）。肌肉浸润性尿路上皮癌的预后远低于非肌肉浸润性肿瘤，约 50% 的患者发生转移，Ⅱ期患者的 5 年生存率为 63%

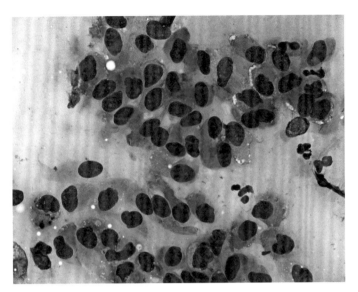

图 7.46b　转移性尿路上皮癌［细针穿刺抽吸（迪夫快速染色；高倍视野）］。 图中可见转移性尿路上皮癌有细小的细胞质空泡。癌细胞松散地聚集，图中央 / 左中具有明显的细胞质拖尾。细胞核呈椭圆形，染色质粗糙，有散在的褶皱和核仁。转移性尿路上皮癌通常表达 GATA-3，也可能表达高分子量细胞角蛋白和 p63/p40，这可能会增加鳞状细胞癌的可能性。尿路上皮癌对 TTF-1 和 Napsin A 呈阴性

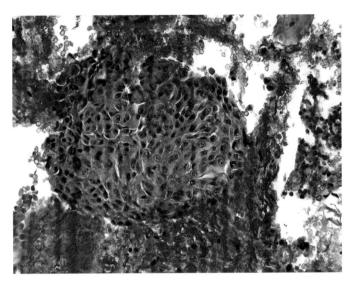

图 7.47　转移性尿路上皮癌［细针穿刺抽吸（HE 染色；中倍视野）］。 在该细胞块制片中，肿瘤细胞表现出相似的特征：空泡状细胞质，圆形至椭圆形细胞核，染色质粗糙，可见核仁，且有多个核分裂象和凋亡小体及出血背景。尿路上皮癌可表现为鳞状和（或）腺体分化，导致诊断困难。在这种情况下，完整的病史采集必不可少

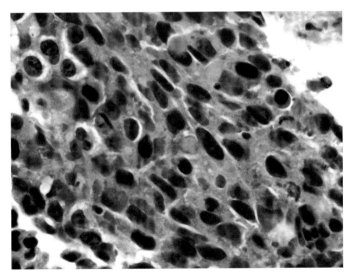

图 7.48a　转移性尿路上皮癌［活体组织检查（HE 染色；高倍视野）］。 本例患者有膀胱癌病史，图中低分化癌具有实性生长模式及多形性多边形细胞，图左上角可见核分裂象，右上角可见凋亡细胞。由于吸烟是呼吸道 / 头颈部鳞状细胞癌和尿路上皮癌的危险因素，因此主要考虑的诊断包括鳞状细胞癌（原发性或转移性）和转移性尿路上皮癌

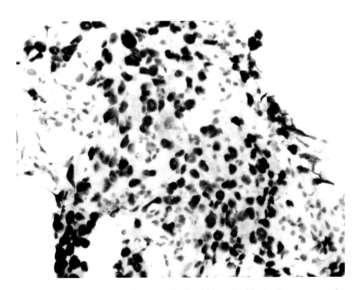

图 7.48b　转移性尿路上皮癌［活体组织检查（GATA-3 免疫组织化学染色；高倍视野）］。 肿瘤细胞显示对 GATA-3 的强烈且均匀的核表达，最符合转移性尿路上皮癌。p40、p63 和 CK7 染色也呈阳性。部分尿路上皮癌也表达 CK20。肺鳞状细胞癌通常呈 p40、p63 和 CK5/6 阳性，而 GATA-3、CK7 和 CK20 呈阴性

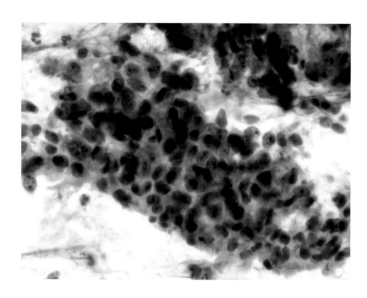

图 7.49a   转移性前列腺癌〔细针穿刺抽吸（巴氏染色；高倍视野）〕。图中的细胞核仁突出，呈腺泡状排列。细胞具有丰富的泡沫状细胞质。细胞核呈偏心性。该细胞形态学模式也常见于肾细胞癌和黑色素瘤。前列腺癌会扩散至骨骼和淋巴结，但肺是其第三常见的转移部位

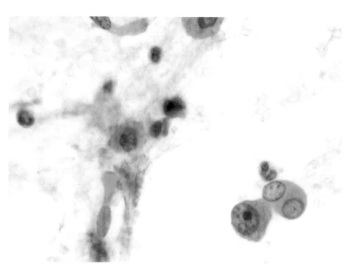

图 7.49b   转移性前列腺癌〔细针穿刺抽吸（巴氏染色；高倍视野）〕。图中的前列腺癌细胞淡染，尤其是在细胞质较丰富的情况下。这种泡沫状细胞质与邻近的双核肺泡巨噬细胞相似。两种细胞均含有边界规则的圆形细胞核，但肿瘤细胞的核仁显著增大

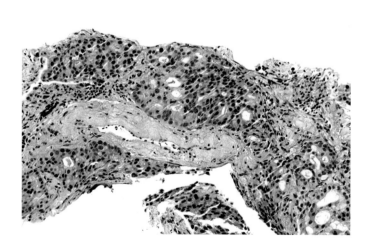

图 7.49c   转移性前列腺腺癌〔针穿活检（HE 染色；低倍视野）〕。该肺结节呈典型的前列腺腺癌特征性筛状和小腺泡样模式。病史和血清前列腺特异性抗原（PSA）水平常有助于诊断。在缺乏临床信息的情况下，应考虑原发性或转移性神经内分泌肿瘤，神经内分泌染色（突触小泡蛋白、CD56、嗜铬粒蛋白）有助于排除诊断

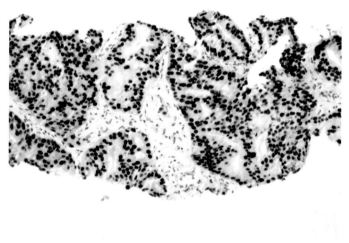

图 7.49d   转移性前列腺腺癌〔针穿活检（NKX3.1 免疫组织化学染色；低倍视野）〕。该病变显示强而弥散的 NKX3.1 核表达。PSA 呈阳性。转移性病变的分化程度可能低于原发性肿瘤，且预测标志物（如 PSA）可呈阴性。组合染色有助于确诊（PSA、PSAP、NKX3.1 p501S）

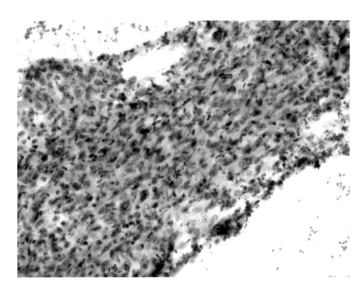

图 7.50a 转移性肉瘤样前列腺癌（巴氏染色；高倍视野）。与肉瘤样癌可以原发于肺相同，远处部位的肉瘤样癌也可转移至肺。在患者没有恶性肿瘤病史的情况下，应考虑：这是原发性肿瘤还是转移性肿瘤？是肉瘤还是癌？因此，制备细胞块标本至关重要，免疫组织化学染色评估角蛋白表达通常是第一步

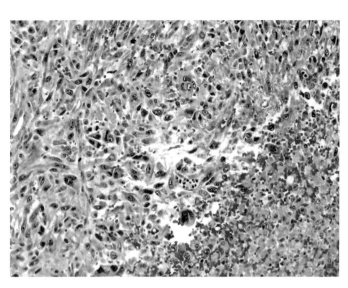

图 7.50b 转移性肉瘤样前列腺癌 [细针穿刺抽吸（HE染色；高倍视野）]。癌细胞在细胞块标本上呈多形性和梭形，不能确定起源。由于肉瘤与癌相比较少见，因此具有梭形形态的恶性肿瘤通常是肉瘤样癌

图 7.51a 转移性子宫内膜浆液性癌 [细针穿刺抽吸（迪夫快速染色；高倍视野）]。构成三维球体的这些细胞呈深染，核边界不规则，染色质粗糙，核质比高。细胞集中在红色染色和玻璃样砂粒体周围。与沙粒体有关的鉴别诊断包括转移性乳头状甲状腺癌、转移性乳头状肾细胞癌、微乳头型肺腺癌和卵巢或子宫内膜的转移性浆液性癌

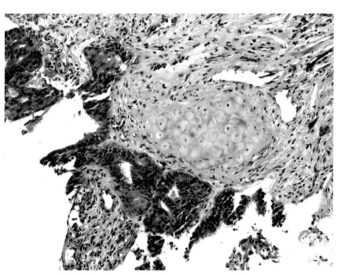

图 7.51b 转移性子宫内膜样腺癌 [活体组织检查（HE染色；低倍视野）]。该纤维支气管镜活检标本显示筛状腺癌侵犯支气管壁，可见两个鳞状小叶。若影像学检查显示多个肺外周小结节，且有子宫内膜腺癌病史，则可能不需要染色即可诊断。在无病史的吸烟者中，鉴别诊断包括肺腺鳞癌

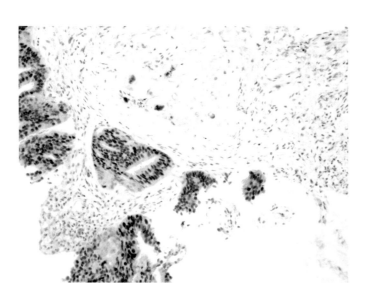

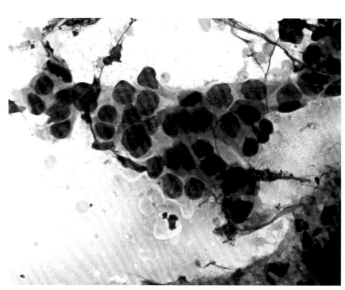

图 7.52 转移性子宫内膜样腺癌［活体组织检查（PAX8 免疫组织化学染色；低倍视野）］。许多女性生殖系统上皮性肿瘤均表达 PAX8，这使其成为评估女性患者转移的有用标志物。图中可见弥漫性核表达，核 ER 染色也呈弥漫性阳性。组合染色可加入 TTF-1 和 Napsin A，以帮助排除原发性肺癌

图 7.53a 转移性恶性米勒混合瘤［细针穿刺抽吸（迪夫快速染色；高倍视野）］。细胞明显呈恶性，核不规则折叠，核仁大，有时为多个，且排列不规则。部分细胞也可呈轻微梭形。恶性米勒混合瘤是一种不常见的子宫癌肉瘤，通常发生于绝经后女性

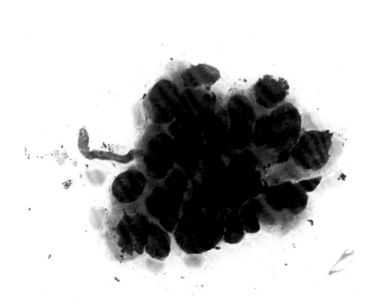

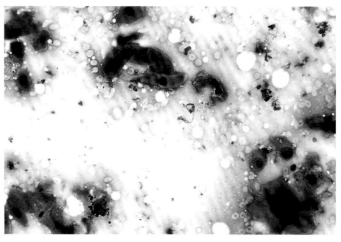

图 7.54 转移性宫颈鳞状细胞癌［细针穿刺抽吸（迪夫快速染色；高倍视野）］。鳞状细胞癌可能原发于肺部，但也可能转移自头颈部或宫颈。在该病例中，癌细胞转移自已知的宫颈癌，这种情况很少见。由于大多数肺鳞状细胞癌与人乳头状瘤病毒无关，因此免疫组织化学中 p16 弥漫性表达或辅助检查（如原位杂交）显示人乳头状瘤病毒感染表明转移灶是从女性生殖系统或头颈部转移至肺部

图 7.53b 转移性恶性米勒混合瘤［细针穿刺抽吸（迪夫快速染色；高倍视野）］。图中可见高度多形性的肿瘤细胞。细胞间紧密黏附提示这些细胞显示出更多的癌性分化。恶性米勒混合瘤可能表现为异源分化，尽管这不具有评估预后的作用

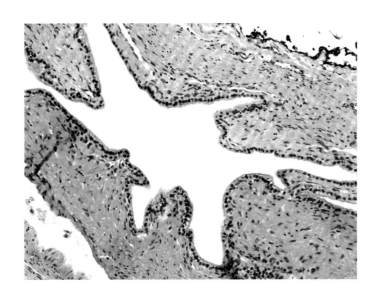

图 7.55 转移性畸胎瘤［切除术（HE 染色；低倍视野）］。虽然来自各种原发部位的生殖细胞肿瘤可转移至肺，但外科肺标本中最常见成熟畸胎瘤。转移性混合生殖细胞肿瘤的其他成分一般对化疗有反应，通常只留下成熟畸胎瘤成分需要手术切除。畸胎瘤在肉眼和显微镜下呈多囊性，具有纤维壁（如图所示）。非纤毛柱状上皮具有胃或胆源性特征，细胞淡染且排列有序

索 引